...UND WIEDER LOCKER LASSEN!

JÖRG STANKO

ISBN

ISBN 978-3-7905-1056-0

Druck

Sommer media GmbH & Co. KG, Feuchtwangen

Bibliografische Information

Die Deutsche Nationalbibliothek verzeichnet diese Publikation in der Deutschen Nationalbibliografie; detaillierte bibliografische Daten sind im Internet über http://dnb.d-nb.de abrufbar.

... UND WIEDER LOCKER LASSEN!

JÖRG STANKO

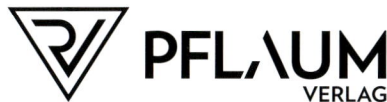

4

Ab Seite 8

Ab Seite 32

FAMILY-
LIFE

PRAXIS-
LEBEN

LIEBE
KOLLEGEN

Ab Seite 58

Bildverzeichnis siehe Seite 118

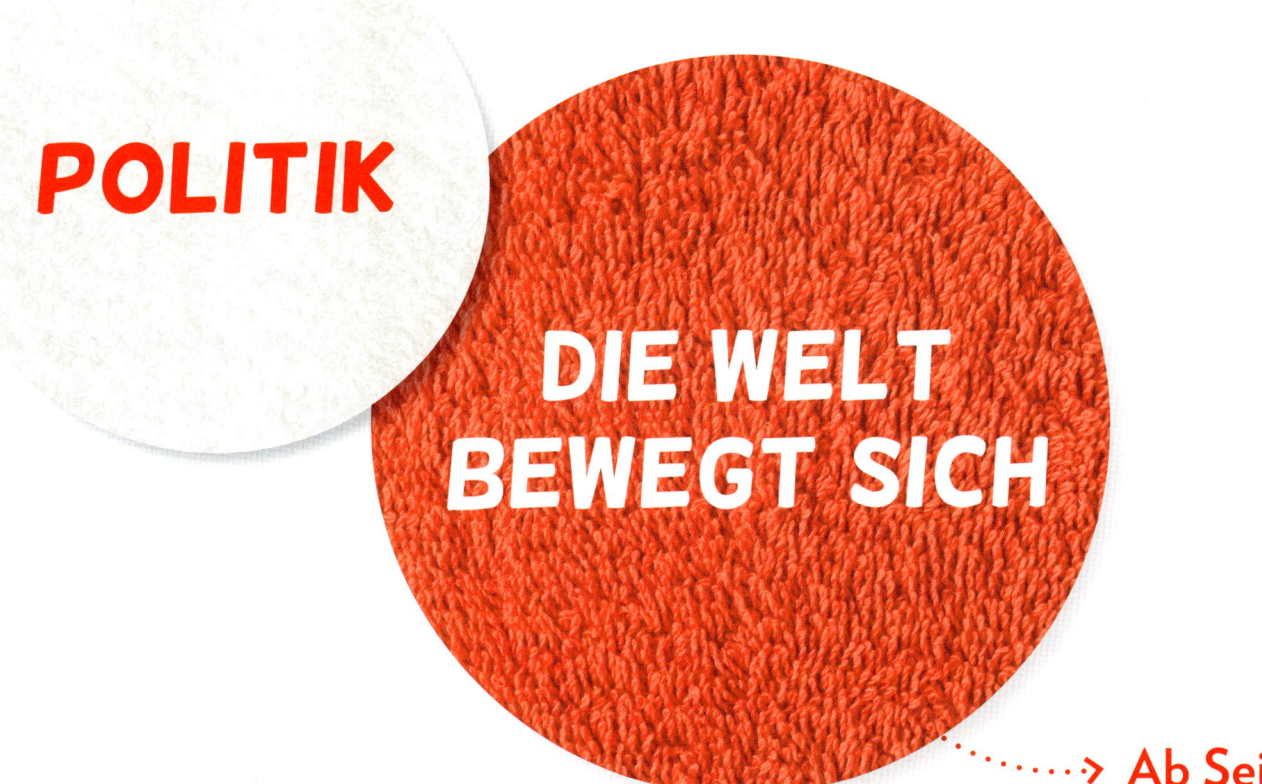

Ab Seite 74

POLITIK

DIE WELT BEWEGT SICH

Ab Seite 92

ANSTELLE EINES VORWORTES

IRGENDWIE DOCH EIN LIEBESBRIEF

Liebe Physiotherapie,

wer hätte das gedacht, wir zwei führen jetzt seit über 25 Jahren so etwas wie eine offene Zweierbeziehung. Zeit also, dir mal ein paar liebe und ehrliche Worte zu senden. Wären wir verheiratet, hätten wir letztes Jahr Silberhochzeit gefeiert.

Zum Glück sind wir es nicht – aber irgendwie bist du doch meine feste Freundin geworden, wenn man diesen Umstand in meinem Alter noch so benennen darf. Auf jeden Fall bist du für mich bedeutend mehr als eine Lebensabschnittspartnerin! Seit wir uns kennen, sind einige Damen in mein Leben getreten und fast genauso viele wieder verschwunden. Du bist geblieben! Es muss wohl Schicksal sein.

Manchmal hast du mich in diesen Jahren fast in den Wahnsinn getrieben, mit deiner Sturheit, deinem Mangel an Flexibilität, deinen Launen und deiner Autoritätsgläubigkeit.

Als wir uns kennenlernten, war dein Name noch Krankengymnastik. Du sahst älter aus als deine eigene Großmutter und hast dich mit Themen wie dem Klapp'schen Kriechverfahren, Unterwasserdruckstrahlmassage und Stemmführung nach Brunkow beschäftigt. Mit skeptischen Blicken hast du damals die Verwandtschaft in den USA beäugt, die mit so modernem Zeugs wie PNF experimentierte. Bewegung war dir in diesen Jahren eigentlich eher suspekt; manchmal hast du sie sogar für gefährlich gehalten, häufig unangebracht. Du wolltest berühren, hast jahrelang mit den Manualtherapeuten kokettiert, heftig mit den Osteopathen geflirtet und in einer kurzen, wilden Späthippie-Phase sogar Akupressur und ähnliche alternativmedizinische Verfahren ausprobiert. Das hat dich jünger gemacht.

Eine persönliche Frage würde ich dir heute gerne stellen: Warum verkaufst du dich immer noch unter Wert? Vergegenwärtige dir doch mal, wem du schon alles geholfen hast und wem du täglich hilfst! Es ist wirklich an der Zeit, dass dies auch gewürdigt wird.

Und dass du auf deine alten, jungen Tage noch zur Uni gehen willst, ist klasse! Eigene Forschung, finde ich gut! Das wird dir helfen, auf Augenhöhe zu diskutieren. Du wirst anderen beweisen können, wie gut du bist! Vielleicht wird es in der Kommunikation mit anderen Berufsgruppen erst mal noch schwieriger werden, aber es macht Sinn.

Doch eine Bitte habe ich dabei an dich: Wir haben lange genug unter den Attitüden unserer Heilmittelverordner gelitten. Werde bitte nicht genauso, bleib auf dem Boden! Und beschäftige dich weiterhin mit Faszientherapie und Functional Training! Das hat dich noch frischer gemacht, lebenslustiger und vielseitiger! Ich wünsche dir eine prächtige Zukunft – die Voraussetzungen dafür waren nie besser als heute!

Mit ganz herzlichen Grüßen,
Jörg

Die erste Regel für eine physiotherapeutische Praxis: Theorie und Wirklichkeit stimmen nie überein. Der Patient ist und bleibt ein unbekanntes Wesen. Er führt ein eigenständiges Leben an allen gängigen Vorstellungen und Therapiekonzepten vorbei. Und er erfüllt auch gerne Klischees. Ein Kapitel über komplexe Fragestellungen, die im Praxisalltag auftauchen. Über Begegnungen, Zwischenmenschliches und die Freude daran, ein Physiotherapeut zu sein. Unser Alltag ist voller Wunder, Geschenke und manchmal umweht vom Duft der (nicht ganz so großen) weiten Welt.

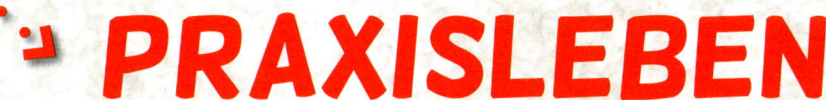

PRAXISLEBEN

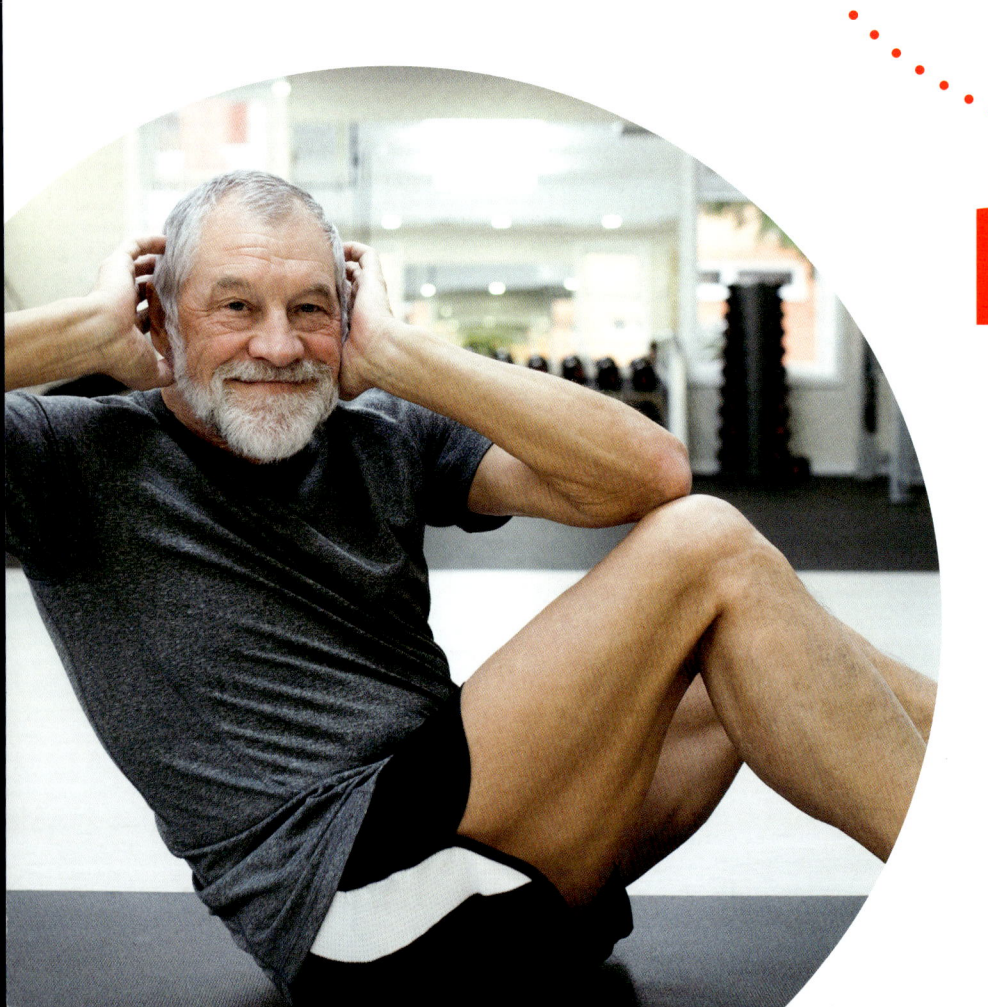

THERAPIEZIEL:
PARTIZI-
PATION

Am späten Nachmittag, wenn die Akkus schon ein wenig aufgebraucht sind und die Seele sich nach einem wärmenden Kaffee sehnt, tritt die ausgleichende Ungerechtigkeit des Physiotherapie-Universums auf den Plan: Ein zäher, sehniger Typ mit blendend guter Laune ist an der Reihe.

Sein tatsächliches Alter: 77,5 Jahre. Sein gefühltes Alter: noch nicht ganz 63. Biologisches Alter: wahrscheinlich 38. Wii-Fit-Alter: 23.

Er hat den Frühling an der Cote d' Azur verbracht und ist braun gebrannt. In zwei Wochen will er mit den Enkeltöchtern Ferien auf dem Ponyhof machen und anschließend mit der »Aida« durch den Panamakanal schippern. Zwischendurch hält er sich mit Fahrradtouren von 60 Kilometern fit – täglich. Danach hat er einen leichten Schmerz am rechten medialen Kniegelenksspalt.

Ich denke an meine letzte Radtour: 15 Kilometer, mit anschließenden Schmerzen im gesamten Kniegelenk für mehrere Tage. Ich murmele etwas von altersgemäßen Überlastungsbeschwerden, was er geflissentlich überhört. Beim langen Stehen an der Champagner-Bar der »Aida« würden ihn die Schmerzen stören.

Ich lege also meine heilenden Hände auf

und schlage vor, die tägliche Runde Radfahren auf 59,9 km zu verkürzen. Er schwärmt derweil von dem hohen Witwenaufkommen bei Kreuzfahrten. »Da muss ich einfach wieder fit sein!«, grinst er und zwinkert mir verschwörerisch zu.

Ich nehme mir vor, am nächsten Wochenende mein Fahrradfahrpensum zu erhöhen, und rechne hoch, dass ich mit meiner zu erwartenden Rente ungefähr alle sieben Jahre für drei Tage an die Cote d' Azur trampen könnte. Oder ich nehme das Fahrrad. Oder ich werde mich ebenfalls um eine reiche Witwe bemühen müssen. Am besten frühzeitig. Ich überlege kurz, ihm vorzuschlagen, ihn als Personal Trainer zu begleiten, verwerfe den Plan aber wieder.

14 Tage nach seiner letzten Behandlung schickt er mir eine Grußmeldung via Facebook. Ein Foto zeigt ihn, beide Daumen in »Gefällt mir«-Position, neben einer jungen hübschen Frau, die zärtlich sein Knie berührt. Therapieziel erreicht!

SEIN TATSÄCHLICHES ALTER: 77,5 JAHRE. SEIN GEFÜHLTES ALTER: NOCH NICHT GANZ 63. BIOLOGISCHES ALTER: WAHRSCHEINLICH 38. WII-FIT-ALTER: 23.

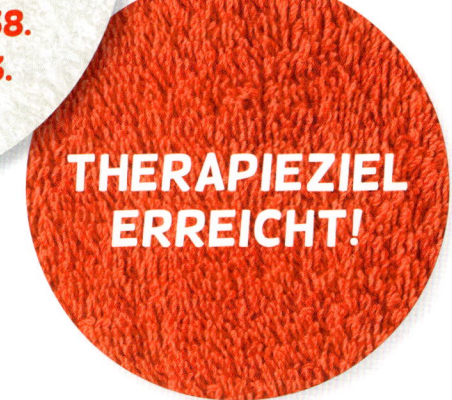

THERAPIEZIEL ERREICHT!

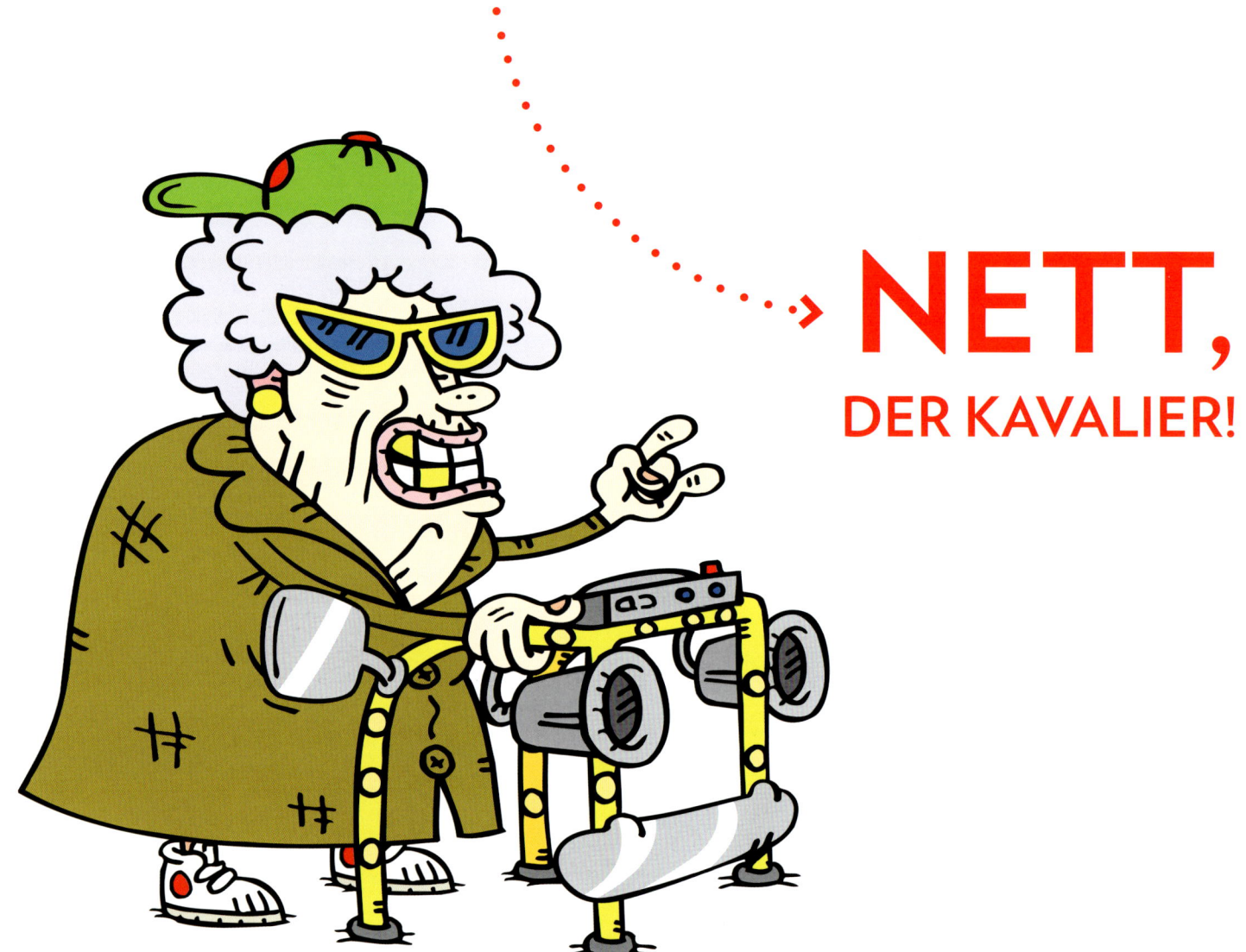

NETT,
DER KAVALIER!

Eine der Tücken des physiotherapeutischen Alltags ist sicher die, dass man die Dinge, die wir so tun, auch mal missverstehen kann – Friktionen an den Adduktorenansätzen zum Beispiel. Kolleginnen haben ja bekanntlich gerne mal das Problem, dass sie sich männliche Patienten mit eindeutig nicht behandlungsrelevanten Absichten vom Hals halten müssen.

Als Mann kann mir das nicht passieren, habe ich immer gedacht, bis, … naja, zu dieser Gangschule neulich im Seniorenstift. Frau Frühling (der Name wurde von der Redaktion geändert) ist näher an ihrem neunzigsten als an ihrem achtzigsten Geburtstag, Zustand nach Oberschenkelhalsbruch, mehr als gut verheilt.

Schon bei der Begrüßung lächelt sie bezaubernd.

Ich bin noch nicht ganz mit meinen einleitenden Worten fertig, da hat sie mich schon schwungvoll untergehakt, um mir den hübschen, frisch gebohnerten Flur und die ausdrucksstarken Matisse-Replikate zu zeigen.

Nach einigen Metern Wegstrecke fragt sie mich nach meinem Alter. Ich entgegne ihr wahrheitsgemäß, ich sei vierundvierzig, woraufhin sie mir zuflüstert, dass ihr das eigentlich zu alt wäre. Wir kommen in die Nähe des Aufenthaltsraums. Dort steigt gerade eine Party. Eine Akkordeonspielerin mit Rock'n'Roll-Attitüde bringt mitreißende Weisen über das Städtchen Kufstein am grünen Inn zu Gehör. Hier sitzen auch die beiden besten Altenheimfreundinnen von Frau Frühling. Mit einer Schunkelgeschwindigkeit, die einem Kilokalorienverbrauch von 800 pro Stunde entsprechen dürfte, sind sie gerade bei der Lebensweisheit »meide den Kummer und meide den Schmerz, dann ist das Leben ein Scherz« angelangt.

Wir übernehmen den Rhythmus während des Gehens, meine Patientin verändert nur den Text ein wenig. Sie singt davon, wie schön es ist, mit einem netten Kavalier unterwegs zu sein und welche überraschenden Wendungen das Leben so nehmen kann, selbst in Zeiten des Krieges. Trüge ich ein Gebiss, so hätte ich es in exakt diesem Moment verschluckt. So hüstele ich nur etwas ungelenk und beginne eine Konversation über das schöne Wetter. Meine Patientin fragt mich, wo ich denn die Nacht verbringen möchte.

Fluchtartig verlasse ich das Heim, nachdem ich aus den Rädern von Frau Frühlings Rollator noch schnell die Luft rausgelassen habe.

Sicher ist sicher.

Ich werde mit meinen Kolleginnen sprechen müssen: Diese Behandlung möchte ich abgeben. Meide den Kummer …

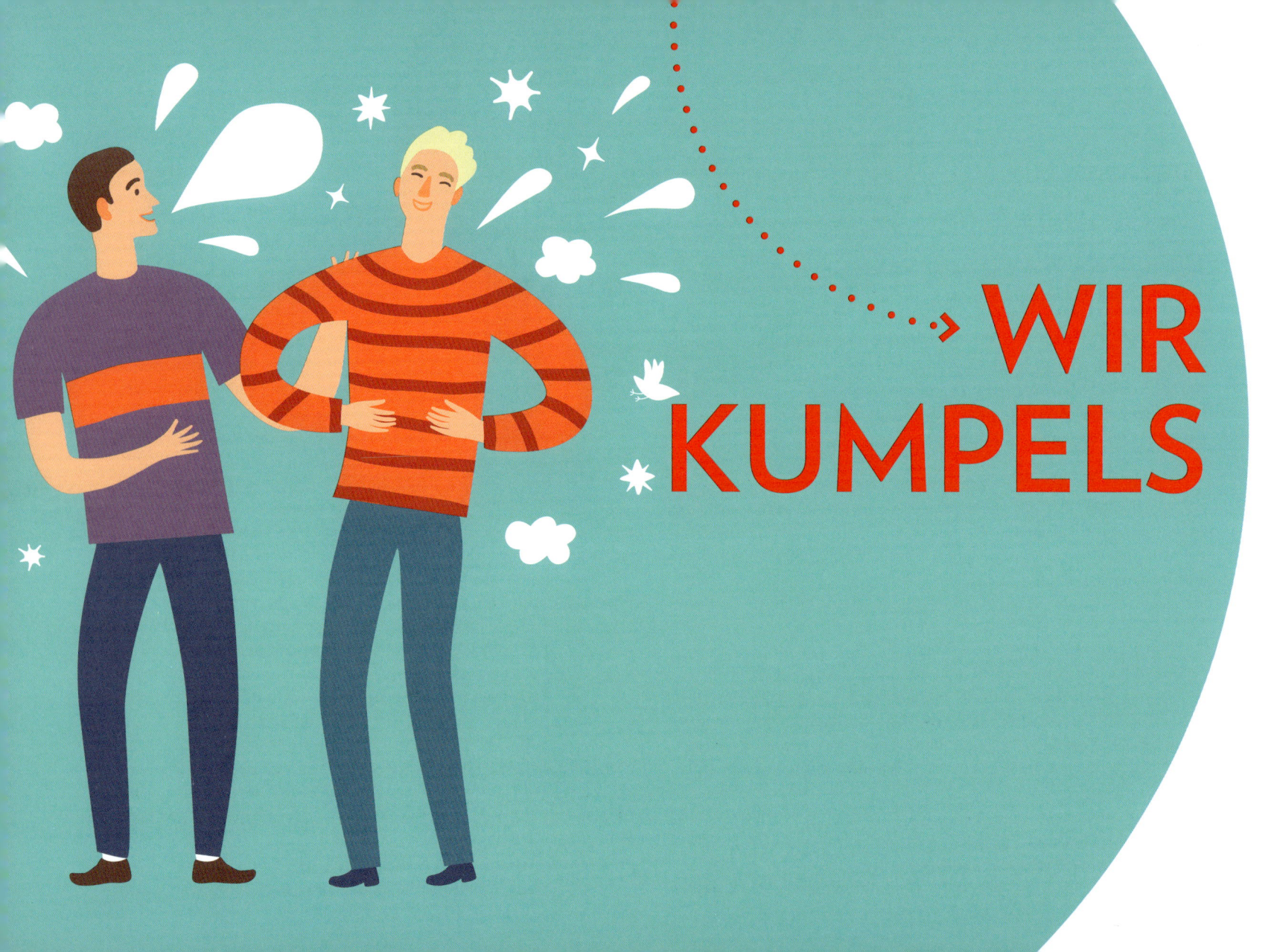

WIR
KUMPELS

Eine Spezies, der man ab und zu in der physiotherapeutischen Praxis begegnet, ist der Spaßvogel. Er neigt zu leichtem bis mittlerem Übergewicht, trägt häufig einen Schnäuzer und bevor man überhaupt zur Anamnese geschritten ist, weiß man schon, dass er Schalke-Anhänger, Single (was nicht weiter verwundert) und (nach eigener Aussage) immer gut drauf ist. Während er sich noch seiner Schuhe und seines T-Shirts entledigt, hat er meist schon die erste süffisante Geschichte erzählt. »Sie wissen ja, lachen hat noch niemandem geschadet«.

Neulich war es wieder soweit. Ein fröhlicher Scherzkeks lag mit Zustand nach Ellenbogenfraktur auf meiner Pritsche.

Sein erster Witz war noch ganz nett.

Hier im Ruhrgebiet sind wir schließlich alle Kumpels. Ich erzählte also auch eine kleine Anekdote – in der Pädagogik nennt man das Milieutherapie –, denn die gute alte Berta Bobath sprach schließlich ebenfalls davon, dass wir unsere Patienten da abholen wollen, wo sie sich befinden – auch wenn das bedeutet, innerlich die nächste Eckkneipe aufzusuchen.

Mein Spaßvogel erzählte gerade den dritten Witz. Es wurde immer, naja, sagen wir mal: schlüpfriger. Die Praxis war voll und eigentlich kann man von fast allen Behandlungsplätzen hören, was anderswo gesprochen wird, wenn nur die Lautstärke »stimmt«. Und das

»SIE WISSEN JA, LACHEN HAT NOCH NIEMANDEM GESCHADET«

tat sie bei meinem Patienten. Im Wartezimmer war es mittlerweile mucksmäuschenstill. Ob die alte Dame, die dort gesessen hatte, einen Herzinfarkt erlitten hatte oder nur vor Scham im Boden versunken war, konnte ich weder sehen noch erspüren.

Ich war schließlich mit freundlichem Nicken beschäftigt und krampfhaft darum bemüht, die nächste Humorattacke zu unterbinden.

Notfalls würde ich zu PNF mit maximalem Widerstand übergehen müssen.

Mein Fremdschämen äußerte sich mittlerweile in Schweißausbrüchen, Herzrasen und massiver Gesichtsrötung. Der Mensch, der an dem Radiusköpfchen hing, das ich nebenbei zu mobilisieren versuchte, war thematisch nun endgültig unterhalb der Gürtellinie angelangt. Ungefähr fünf Minuten würde ich noch überstehen müssen. Heute würde es hier einmalig eine Behandlungseinheit von siebzehneinhalb Minuten geben.

Plötzlich stand die Dame aus dem Wartebereich neben der Behandlungsbank. Mein Patient sei so vital und lustig, ob er nicht mit ihr ausgehen wolle, fragte sie ihn mit einem Augenzwinkern und wies darauf hin, dass auf dem Sitz ihres Rollators noch ein Plätzchen frei wäre. Mein Spaßvogel hat in den nächsten drei Behandlungen kein einziges Wort mehr gesprochen.

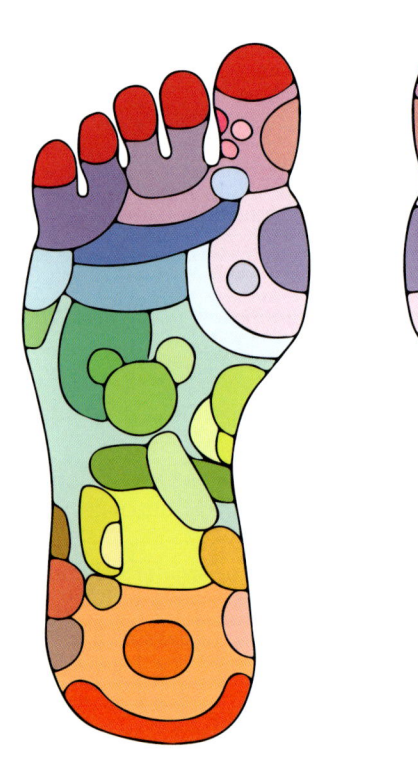
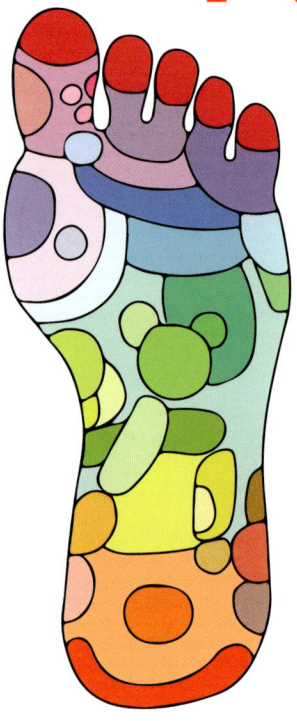

NATÜRLICH
BEHANDELN WIR
GANZHEITLICH!

DER GANZHEITLICH TÄTIGE RITTER DER MILDTÄTIGKEIT IST IMMER IM DIENST.

Dunkel konnte ich mich an meine Telefonauskunft „natürlich behandle ich ganzheitlich!" erinnern. Und irgendwie stimmt das ja auch. Ich stelle mich als ganze Person, mit all meinen Fähigkeiten und Erkenntnissen als Therapeut zur Verfügung. (Leider möchte fast niemand etwas von meinen Erkenntnissen wissen, ... alle wollen sie nur meine Hände.) Eine Frau in einem wallenden Rock, mit Doppelnamen und langen roten Haaren stand vor mir. Sie habe einen sehr stressigen Beruf, vormittags, und müsse deshalb nachmittags immer unglaublich viel arbeiten, vorbereiten, korrigieren und so. Deshalb würde der Termin um 13.30 Uhr so gut passen. Bei mir ist dieser Termin, direkt nach der Mittagspause, eher unbeliebt; zu dieser Zeit würde ich eigentlich lieber ein Mittagsschläfchen halten.

Doch der ganzheitlich tätige Ritter der Mildtätigkeit ist immer im Dienst. Also, schnell noch einen Espresso heruntergestürzt und ab geht's zur Befunderhebung. Nach ungefähr 5 Minuten habe ich den Überblick in den Schilderungen über die Familienaufstellung nach Hellinger verloren. Was hängen bleibt, ist ein hartnäckiges Muster meiner Patientin. Immer wieder hat sie es mit Männern zu tun, die sich in ihrer Gegenwart völlig verausgaben. Außerdem habe sie so einen stechenden Schmerz zwischen den Schulterblättern, sobald sie darüber nachdenken würde.

Meine linke Großzehe hat sich mittlerweile in ihre Magen-Fußreflexzone versenkt und robbt nun Richtung Brustwirbelsäulenzone.

Mein rechtes Knie sucht ihren M.piriformis. Meine retropatellare Arthrose findet das nicht so toll.

Aber ich bin kein Weichei, sondern ein Held. Meine Finger tasten ganz von alleine die Rippen meiner Patientin von innen ab, während ich gleichzeitig eine kleine Herzmassage ausübe und ihr sage, sie könne dabei, wenn ihr danach wäre, ihre Umgebung in einem rosa Licht visualisieren.

Plötzlich kracht es fürchterlich.

Mein ISG. Der Schmerz streckt mich nieder. Bevor ich das Bewusstsein verliere, nehme ich in Zeitlupe wahr, dass mein Kinn (noch staunend) zwischen Schulterblattgräten und einem Schmetterlings-Tattoo niedergeht.

Als ich Minuten später zu mir komme, finde ich mich kauernd und kaltschweißig in einer Ecke der Behandlungskabine wieder. Eine Kollegin war so freundlich mir eine Kaltkompresse zu reichen. Meine Patientin rotiert derweil lässig ihren Oberkörper um satte hundertachtzig Grad, ihre Beschwerden seien komplett verschwunden, ich wäre echt super. Nach den Ferien würde sie alle Lahmen und Kranken aus dem Kollegium schicken.

Ja, wir ganzheitlich arbeitenden Physiotherapeuten können was!

SO LONG

HOCKERGYMNASTIK!

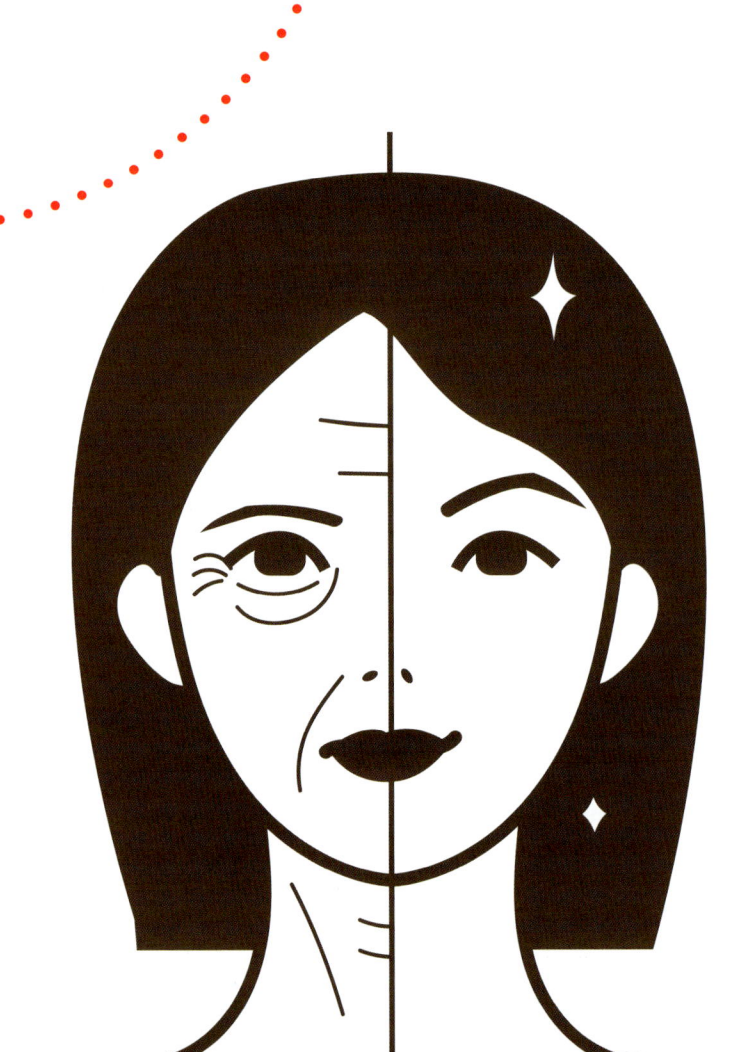

Der durchschnittliche Physiotherapeut ist – am Montagmorgen um 7:30 Uhr – wahrscheinlich der einzige Mensch auf Erden, der sich steinalt fühlt. Ansonsten zieht sich ja mittlerweile ein anderer Zustand durch alle Jahrgänge, Berufsgruppen und die Menschheit an sich: Man fühlt sich jugendlich. Man ist gut drauf. Man ist fit. Und unser Job ist es (so die Meinung von vielen), das zu leisten:

Fitness! Fun! Happiness!

Die Suche nach Möglichkeiten, sich jung und frisch zu halten, scheint die Menschen seit jeher zu beschäftigen. Nur das »Wie« hat sich verändert. Früher hielten einen die natürlichen Feinde fit: Mammuts. Oder die jeweils zeitgenössischen: Russen.

Noch Ende des vergangenen Jahrhunderts wurde die Frage nach der Zuständigkeit für die Leibesgesundheit gerne delegiert. Man fragte den Physio seines Vertrauens: »Können-se meinen Speck auch wegmassieren?«, und der antwortete (wahrheitsgemäß): »Dann wäre ich reich.« Soweit von den guten alten Zeiten.

Heute hingegen werden Muscle-Fascial-Evidenz und Anti-Gravity-Trainingskurse besucht. Problemzonengymnastik war gestern. Zur »Sturzprophylaxe« geht man höchstens heimlich. Das Training darf durchaus ein wenig asiatisch anmuten. Auf jeden Fall sollte es nach Leistung klingen und nach immerwährender Jugend.

FRÜHER HIELTEN EINEN DIE NATÜRLICHEN FEINDE FIT: MAMMUTS.

Therapiemethoden, in denen das Wort »Flowing« vorkommt, sind prima, gekoppelt mit »Power«! Und wenn das Ganze noch mit langen, im Winde wehenden (Ex-)Hippiehaaren beworben wird, gibt es kein Halten mehr. Born to be eighteen! Bei meinen Hausbesuchen in einem Altenheim werde ich gerne mal von Angehörigen gefragt, wann denn die Gangschule beendet ist und der Surf-Kurs anfängt.

Unwiderruflich vorbei ist die Zeit, in denen man Bemerkungen wie diese hörte: »Wozu denn Gymnastik? Lassen Sie doch die Oma zufrieden! Die hat ihr ganzes Leben lang geschuftet und jetzt soll sie sich gefälligst mal ausruhen!« (Was ja vielleicht auch gar nicht so verkehrt war …).

Demenz war gestern. Die Ultra-Ager kommen. Die Youngster 80+ Generation ist da!

Wir brauchen Yogakurse mit Asanas wie *Dem Lächler winkt die Ewigkeit* oder *Der alterslose Sänger*, beide tauglich für die dritten Hüften aus biologisch abbaubarem Titan und bereits vor über 50 Jahren von Johannes Heesters entwickelt. Das ist der Markt der Zukunft! Ja, liebe Kollegen: Weise ist, wer mit dem Fluss fließt. Konfuzius? Nee, Corega-Tabs-Werbung.

Ich gehe jetzt zum Dauerlauf. So viel Nostalgie muss sein. Ganz ohne »Flowing«. Nur Schwitzen! Und danach gibt es einen geschmeidigen Anti-Aging-Wellness-Smoothie.

»ACH,
UNSER BERUF WÄRE
JA SO SCHÖN ...

…wenn nicht die Patienten wären. Früher war alles besser, weiß ja jeder. Damals, als mir meine Patientinnen noch Fotos von ihren Enkeltöchtern zeigten, von schnuckeligen Mädels, jung, frisch und nett. Manchmal brachten sie die hübsche Verwandtschaft sogar mit. »Kind, du musst mich zu meinem Physiotherapeuten begleiten, ich schaffe den Weg dahin nicht alleine, und der ist *soooo* freundlich und talentiert!«

Ein gefühltes halbes Jahr später erzählten sie mir schon von ihren Töchtern – »gerade geschieden, sehr liebenswürdig« – und fragten, ob sie die Hälfte ihrer Behandlungseinheiten nicht an diese unglücklichen Wesen abgeben könnten, damit die mich mal kennenlernen. Mittlerweile zwinkern mir rüstige Rentnerinnen zu und erwähnen ganz nebenbei, dass sie Witwen sind. Zeit also, um in die pt-Redaktion zu wechseln, auch wenn man dann zuweilen bayerischen Schweinebraten essen muss.

Aber mein Magen ist ja so einiges gewöhnt. Da man als Physio sparsam leben muss, habe ich jede Flasche Grauburgunder, die ich geschenkt bekommen habe, auch getrunken. Dazu noch jeden Tag Pralinen. Mit Schnaps. Ohne Schnaps. In den letzten Jahren wurde es immer gruseliger: mit Ingwer, mit Chili, mit Rosmarin. Und für den Mann, das ganze Jahr hindurch: Herrenschokolade. Macht insgesamt irgendwann in der Bauch-Beine-Po-Gymnastik nicht mehr so den ganz guten Eindruck:

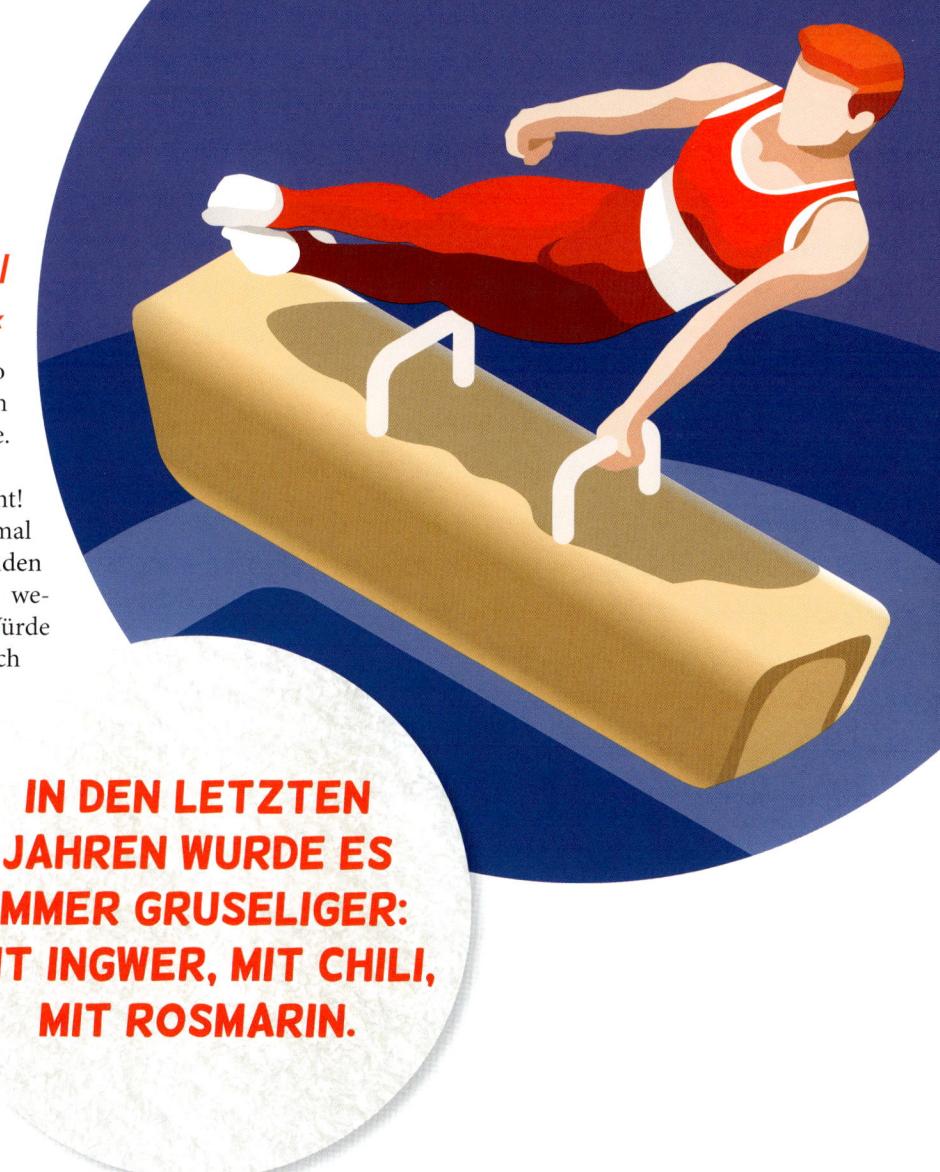

»Sie sollten selbst auch mal wieder mitmachen!«

Überhaupt, dieser Fitnesszwang. »Sie sehen aber auch nicht so aus, als ob Sie jeden Tag joggen würden.« Patienten! Als ob ich als Physiotherapeut Zeit dazu hätte.

Ich trainiere den ganzen Tag! Andere! Das ist Engagement! Falsches? Mag sein. Aber aus seiner Haut muss man erst mal rauskommen. Und dann hört man ständig diese überzeugenden Argumente, warum man irgendetwas nicht tun kann: Zu wenig Zeit. Zu viel Arbeit. Der Doktor schreibt es nicht auf. Würde ja schon gerne, aber danach tut mir alles weh. Ich will ja auch noch Fußball schauen. Olympiade. Biathlon. Der Apotheker sagt: Seien Sie vorsichtig. Die Ehefrau: Verdreh dich aber nicht, deine Schmerzen sind doch gerade erst weg. Der Orthopäde hat zu Schmerzmitteln und Ruhe geraten, viel Ruhe! Vor allem in Wartezimmern und Behandlungsräumen. Dazu noch diese ganzen Angebote, die uns scheinbar alle Mühe abnehmen.

Hawaiianische, thailändische, nord- und südkoreanische Massagen. Indische und mecklenburg-vorpommerische Streichelungen. Und immer unschlagbar und immun gegen jeden Einwand: die Brigitte-Gymnastik. Vor dem Winterspeck, nach dem Winterspeck, Wollsocken anziehen, lächeln, ein bisschen lockern, anderthalb Yogaübungen und schon sind alle happy!

IN DEN LETZTEN JAHREN WURDE ES IMMER GRUSELIGER: MIT INGWER, MIT CHILI, MIT ROSMARIN.

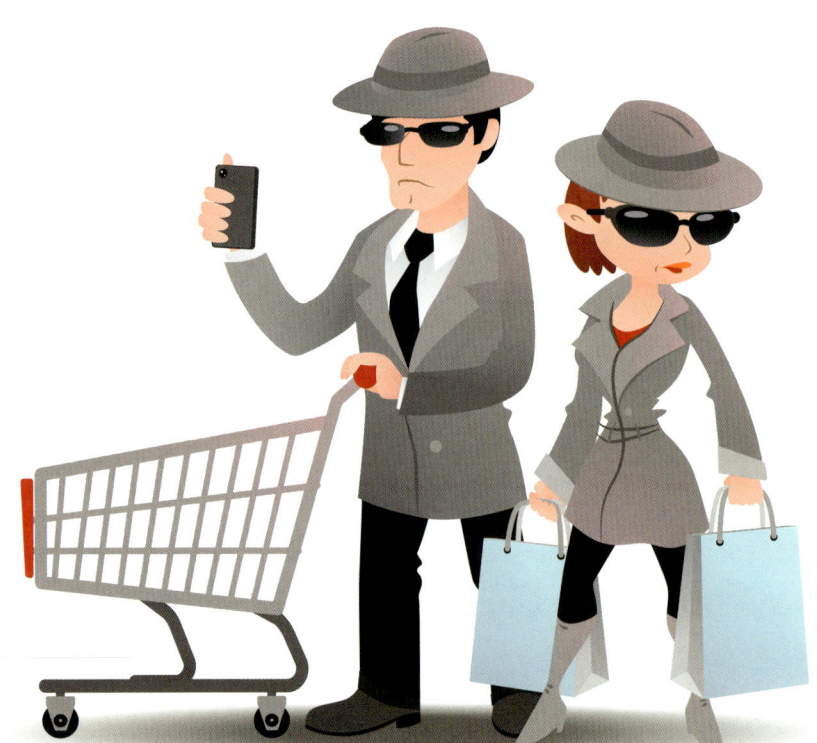

IST DOCH SCHÖN,
WENN MAN GEBRAUCHT WIRD

Was waren das noch für Zeiten, in denen ich meine Freundin schnappte und sie ohne Erklärung auf die andere Straßenseite zog, im Supermarkt schnell hinter einem möglichst hohen Regal verschwand oder trotz herbstlichen Regenwetters Museumsbesuche nur mit verspiegelter Sonnenbrille machte. So ein bisschen, wie man das von den Stars und Sternchen aus der „Bunte" kennt, die mit tief ins Gesicht gezogener Strickmütze, Hündchen an der Leine und Shopping-Bags durch New York streifen.

Aber Paparazzi sind ja harmlos. Patienten sind viel schlimmer! Zumindest manche. Samstagmorgens beim Brötchenholen bekommt man die neuesten Informationen über die Schultersteife von Frau Meyer: „Sie wissen doch, ich war vor 15 Jahren mal bei Ihnen in Behandlung… und wie geht es eigentlich meiner Nachbarin, die kommt ja schon ein halbes Jahr zu Ihnen und nix wird besser, und überhaupt, mein Mann ist gestorben, die Rente zu klein und die Welt geht unter."

Und das alles vor dem ersten Croissant und in einem einzigen Atemzug.

Eine Zeit lang bin ich deshalb nur noch mit Musik auf den Ohren einkaufen gegangen. Aber selbst dann gab es noch hartnäckige Kandidaten, die mir vor der Wursttheke in Gebärdensprache intime Details über ihre neuen Hüftgelenke verraten wollten (und letztendlich auch verraten haben). Der Satz: „Nee, nee, Sie wollen bestimmt mit meinem Zwillingsbruder reden, der ist Physiotherapeut, ich bin der Bestatter", hat manchmal geholfen. Aber es kam auch vor, dass Patienten auch dazu „mal ne Frage" hatten.

Jetzt sitze ich – oh, wie wunderschön – alleine in meinem Homeoffice… und denke spätestens um halb zehn: „Jetzt könnte aber mal der Kollege oder eine von den Kolleginnen aus der Redaktion anrufen." Um elf Uhr fange ich an, fleißig lustige Bildchen auf Facebook zu posten. Um zwölf bin ich froh, dass ich auf die Straße kann; erst ein Brötchen, und dann: ehemalige Patienten suchen! Ich habe genau im Blick, wenn die die Straßenseite wechseln wollen, dann wechsle ich auch.

Für ihre Hunde habe ich kleine Leckerli dabei, Hunde sind bestechlich.

Und wenn die erst mal angewedelt kommen, können Frauchen oder Herrchen nicht mehr so schnell weg. Dann hat man Gelegenheit, den ganzen Fragenkatalog abzuarbeiten: Was macht die Hüfte? Die Wirbelsäule? Ist die Nachbarin denn noch im Krankenhaus? Und der neue Partner, die neue Partnerin? Alle fit? Schön! Oder: nicht so schön. „Doch, doch, wir hatten dazu gerade eine Studie im Heft: bewegen, bewegen, immer bewegen, ich kopiere Ihnen mal den Artikel. Wann soll ich ihn vorbeibringen? Ich könnte heute zum Nachmittagskaffee kommen und esse gerne Schwarzwälder Kirschtorte. Laden Sie ruhig Ihre Nachbarin ein, ich kann mir das Knie ja mal anschauen… ja, und die ausgelesene ‚Apotheken Umschau' nehme ich gerne mit."

ABER PAPARAZZI SIND JA HARMLOS. PATIENTEN SIND VIEL SCHLIMMER!

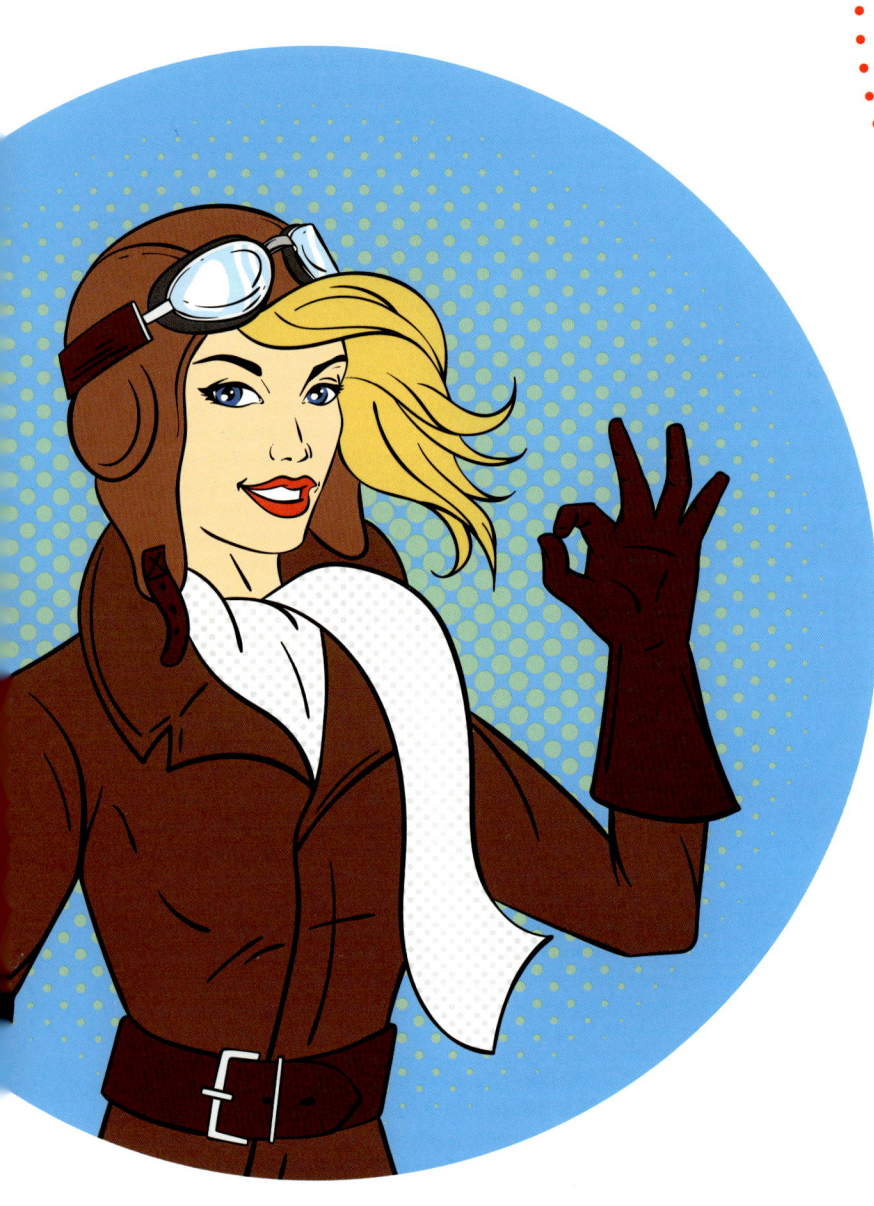

WAS BLEIBT?

Es gibt ja immer mal Zeiten, in denen man Rückschau hält. Sich fragt: Was hätte ich besser machen können?

Wenn ich hin und wieder einen physiotherapeutischen Rückblick halte, kommen mir selten Patienten in den Sinn, die beschwingt die Praxis verließen, mit Worten wie »Prima, es geht wieder alles« oder »Super, ich habe überhaupt keine Schmerzen mehr!« auf den Lippen – obwohl es davon natürlich eine Menge gibt. Diese positiven Rückmeldungen nehme ich eher zur Kenntnis (»Ist doch selbstverständlich«, »Ist ja schließlich mein Job«), freue mich auch darüber, kurz, innerlich… und bin gedanklich (und tatsächlich) schon wieder beim nächsten Patienten.

Anders verhält es sich mit einigen Patienten, die mir über die Jahre ans Herz gewachsen sind und an die ich mich gerne erinnere. Oft Hausbesuchspatienten.

MAN SOLLTE IMMER GENUG GÄNSEKEULEN IM HAUS HABEN.

SIE WÄRE GERNE PILOTIN GEWORDEN.

MACH'S GUT, SCHÄTZCHEN!

Menschliche Helden,

Meister der Einsamkeiten, Männer und Frauen, die sich mit Zuständen abfinden mussten, unter denen ich wahrscheinlich schnell kapitulieren würde.

Da war Herr A., ein Patient mit Hemiplegie, er ernährte sich von Kaffee und Zigaretten, bekam nie Besuch und hatte eine Tiefkühltruhe im Schlafzimmer, die mit Gänsekeulen gefüllt war. O-Ton: »Man sollte immer genug Gänsekeulen im Haus haben.« Ein Mann mit Stil.

Oder Herr B., der wegen seines Schlaganfalls nicht mehr Auto fahren durfte. Wir machten immer tapfer eine Gangschule von seiner Wohnung zur Garage. Dort setzte er sich in seinen alten Opel, ließ den Motor an, gab einige Male Gas, so, dass die Abgaswolken die nähere Umgebung verdunkelten, verdrückte ein Tränchen und schaltete den Motor wieder aus. Bevor wir zurückgingen, klopfte er aufs Autodach und sagte: »Mach's gut, Schätzchen!«

Frau C. litt einen großen Teil ihres Lebens unter den Umständen, die sie als Frau in der Zeit, in die sie hineingeboren war, nicht ändern konnte. Sie wäre gerne Pilotin geworden. Und wenn man sie so ansah, traute man ihr das auch ohne Weiteres zu. So durfte sie »nur« Ehefrau, Hausfrau und Mutter werden, was gründlich schiefging. Eine ihrer Enkelinnen ist heute Pilotin bei der Bundeswehr. Wenn sie davon erzählte, leuchteten Frau C.s Augen.

Dann gibt es noch die Situationen, die man wirklich gerne vergisst oder vergessen würde. Der (Ex-)Patient, der kurz vor Beginn des Weihnachtskonzerts in der Essener Philharmonie durch den halben Saal brüllte: »Da ist ja mein Physiotherapeut!«, worauf ich tief im Sessel versank und mich bemühte, möglichst unbeteiligt zu schauen, was meiner (mir unbekannten) Sitznachbarin natürlich nicht entging – sie hatte gleich ein paar Fragen zu ihrem Rheuma. Oder Patientin D., die jedes Jahr wieder kommt und die meist erfolglose Behandlungssequenz stets mit den Worten einleitet: »Ja, Herr Stanko, wir werden wohl gemeinsam alt.«

ZUWENDUNGS-
ARBEITER

No-go-Rankings gibt es ja viele: Unworte des Jahres. Listen von Organisationen oder Personen, die sich mal besser benehmen sollten. Gerne werden hier Dieter Bohlen oder Donald Trump genannt. Wahlweise auch Kai Pflaume oder Heidi Klum.

Ich führe seit Jahren einen »Unbeliebteste-Fragen-an-mich-Katalog«. Der unangefochtene erste Platz darin ist: »Können Sie auch massieren?« Gefolgt von den typischen Ergänzungen in der nachfolgenden Kommunikation: »Tun Ihnen abends nicht die Finger weh?«, »Ist mir eigentlich egal, wie die Methode heißt, Hauptsache, Sie massieren mich«, »Endlich mal ausspannen…«, »Herr Stanko, ich nehme Sie mit in den Urlaub.« (Ob ich mit will, hat noch niemand gefragt.)

Patienten haben ein sehr genaues Gespür für ihren Therapeuten. Montagmorgen, abends nach 20:30 Uhr, nachmittags zur Kaffeezeit, nach dem Mittagessen, zumindest in diesen Phasen, in denen Kondition und Aufmerksamkeit entweder noch nicht ganz da oder schon wieder verschwunden sind. Es geht ganz schnell: Ehe man sichs versieht, hüpfen Hüftarthrose-Patientinnen, die normalerweise kaum kriechen können, schwungvoll auf die Behandlungsliege, haben schon selbst Kopfkissen und Fußrolle besorgt, das Massageöl sicherheitshalber von zu Hause mitgebracht (»Ich hab Allergien«), fassen dich bei den Händen und legen sie auf.

»Genau da!«

UNBELIEBTESTE-FRAGEN-AN-MICH-KATALOG

- **Können Sie auch massieren?**

....

- **Tun Ihnen abends nicht die Finger weh?**

....

- **Ist mir eigentlich egal, wie die Methode heißt, Hauptsache, Sie massieren mich**

....

- **Herr Stanko, ich nehme Sie mit in den Urlaub.**

....

Von irgendwo erklingt Harfenmusik an Delphinquietschen, obwohl in der Praxis kein CD-Spieler steht.

Überrumpelt fängt man an und gefühlte (und tatsächliche) Stunden später hört man wieder auf.

Neulich sah ich ein Video auf YouTube: Junge, freundliche Menschen stehen irgendwo auf der Welt in Fußgängerzonen und bieten Umarmungen an. Diese kostenlose mitmenschliche Leistung wird fleißig genutzt. Alle scheinen sich gut dabei zu fühlen. Und anschließend besser. Seit ich diesen Film gesehen habe, laufe ich regelmäßig in den Ruhrgebietsinnenstädten auf und ab und suche nach Mitgliedern der »Free-Hugs-Bewegung«. Könnte ich auch mal gut gebrauchen. Gerade nach so einem intensiven Praxistag.

Vielleicht sollten wir einfach einen »World Massage Day« ins Leben rufen. Die ins Hintertreffen geratenen physiotherapeutischen Berufsverbände könnten damit in der Öffentlichkeit sicher Punkte sammeln. Gesundheitsminister und Universitäten könnten zum Mitmachen aufrufen. Ein Tag der Volksgesundheit! Wellness für alle! Physiotherapeuten würden weltweit Mitmenschen und ihre Angehörigen darin *anleiten*, wie man gut und richtig massiert. Alle wären glücklich. Man könnte nachfragende und fordernde Patienten auf diesen Jubeltag verweisen und auf den Ehegatten …

… und endlich Physiotherapie in den Physiotherapiepraxen ausüben.

›BERÜHRUNGS-KÜNST-LER

Ich war gerade beim Friseur, was eigentlich nicht weiter erwähnenswert wäre – wenn sich meine Kopfhaut jetzt nicht so anfühlen würde, als hätte man mir dort das Zeichen der Friseur-Innung tätowiert, und meine Ohrläppchen an den oberen Kanten nicht rot und geschwollen wären. Ja, ich übertreibe. Aber nur ein bisschen. Ich habe Kopfschmerzen und Nackenverspannungen. Hatte ich vorher nicht.

Der junge Barbier hat während des gesamten Haarschnitts da, wo andere den Kamm abbremsen, einfach locker und beständig meine Kopfhaut weiter beharkt, so, als wolle er auf meiner Schädeldecke Gemüse ziehen.

Und das Schlimme: Er hat es gar nicht bemerkt. Und noch schlimmer: Ich habe nichts dazu gesagt. Ich hätte aufschreien und rufen können: »Sie tun mir weh!« Er hätte wahrscheinlich geantwortet, dass er zu viel Kraft habe. Und ich hätte erwidert, dass das keine Frage von Kraft, sondern von Sensibilität sei. Ich wäre aufgestanden, hätte den Umhang von mir geworfen und wäre mit halbfertigem Haarschnitt gegangen. Auch keine Alternative.

Dabei ist mir aber noch mal klar geworden, was wir Physiotherapeuten und -therapeutinnen eigentlich für tolle Typen und Typinnen sind: Durch unsere Berührungen wird entspannt. Schmerz verschwindet. Tonus lässt nach. Kapselverkürzungen geben auf. Muskeln dehnen sich. Stiefmütterchen wachsen. Patienten werden geschmeidig (bis auf die drei Prozent, die immer was zu meckern haben). Um ein beliebtes Bild zu benutzen und ein wenig abzuändern:

Wir hinterlassen blühende Körperlandschaften.

Auf uns ist Verlass. Wir kurieren, therapieren ... und malträtieren eben nicht. Ganz im Gegenteil – wir sind vorsichtig, sanftmütig, fragen nach, ob auch alles noch wohldosiert ist. Wir sind einfach gut. Okay, genug der Bauchpinselei.

Aber ein grundlegender Gedanke will sich da in mir äußern: Vielleicht sollten wir uns mal als Berührungskünstler betrachten. Es ist eine hohe Kunst, mit Geweben zu kommunizieren, an denen auch noch Menschen hängen. Oder besser umgekehrt: mit Menschen, die aus Muskeln, Faszien, Knochen, Schmerz, Kummer, individuellen Lebens- und oft auch Leidensgeschichten bestehen. Das machen wir täglich und dafür braucht man einzigartige Fähigkeiten. Wir berühren, also sind wir. Von Therapeut zu Patient. Aber oft auch einfach nur: von Mensch zu Mensch.

Und wenn wir nach Hause kommen, wollen alle gekrault werden. Ich weiß nicht, wie es bei euch ist, aber zu mir kommen auch noch alle Hunde aus der Nachbarschaft. Sobald ich mit Herrchen oder Frauchen bei Kaffee und Kuchen zusammensitze, sitzt Hundchen garantiert neben mir, hechelt, macht große Augen und schaut erwartungsvoll.

Yippie und wuff! Mein ganz persönlicher Streichel-knuddel-und-kraul-Physio ist da!

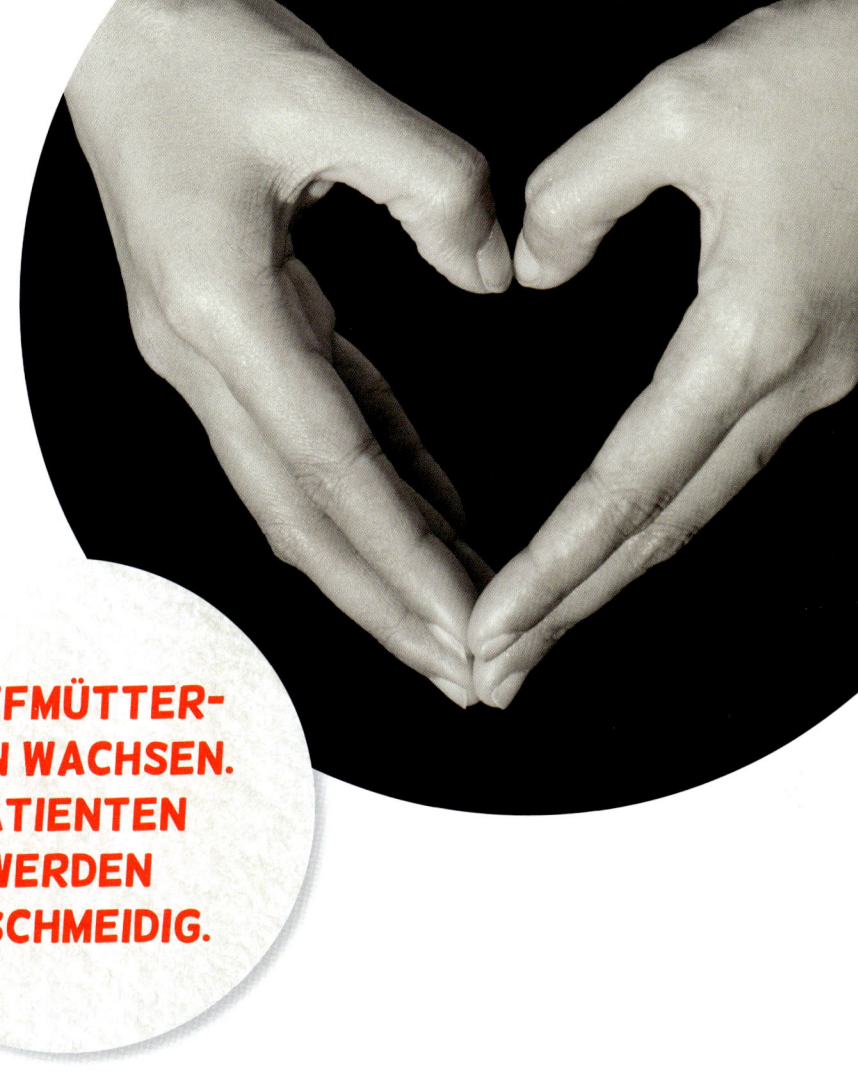

STIEFMÜTTER-CHEN WACHSEN. PATIENTEN WERDEN GESCHMEIDIG.

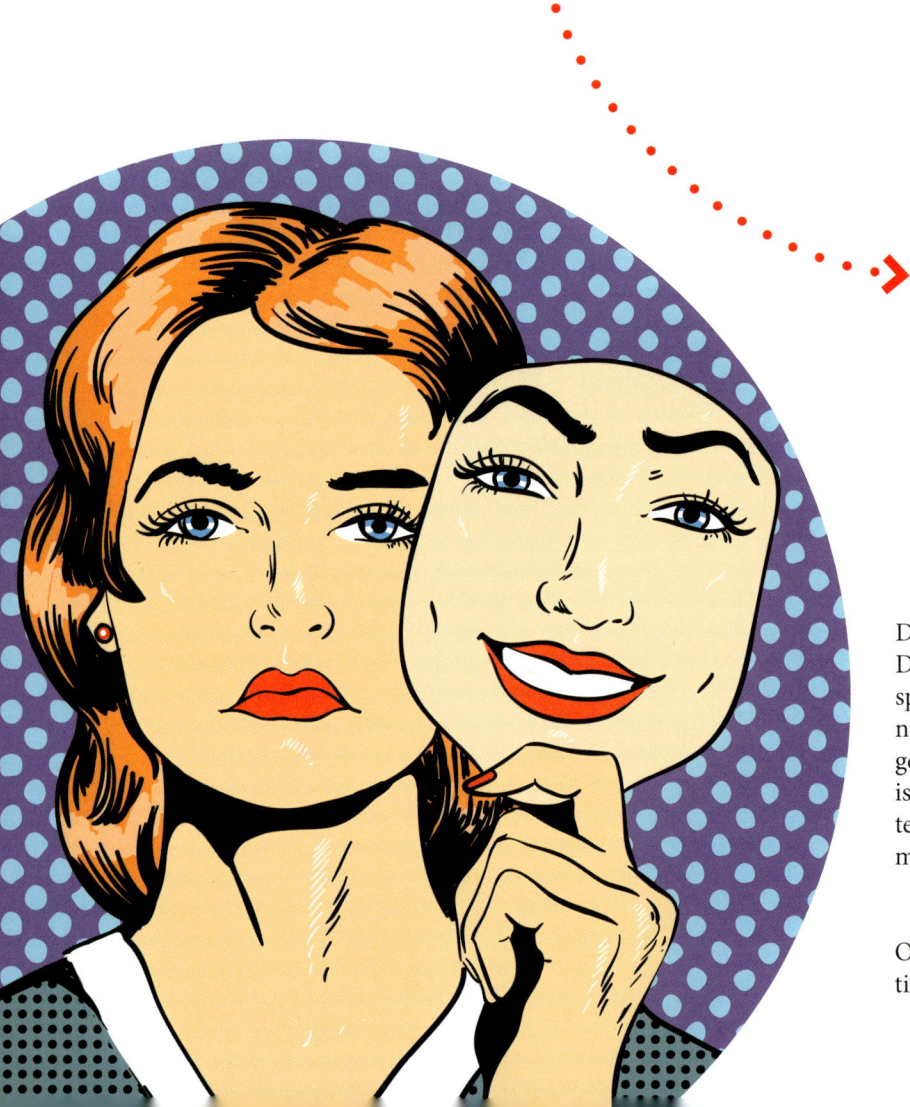

MEISTER
DER HERZEN
UND GELENKE

Der physiotherapeutische Alltag steckt voller Überraschungen. Damit meine ich gar nicht unbedingt Patienten, die einen Tag zu spät kommen und felsenfest behaupten, dass sie genau jetzt einen Termin haben, deren Terminerinnerungs-Zettelchen auch gerade noch da war und plötzlich, ganz plötzlich verschwunden ist. Die dann aber nicht so sind und vorschlagen: Man könnte den Termin ja einfach „zum Schluss dranhängen". Ja, könnte man – muss man aber nicht. Und auch wenn wir dabei verarmen, meistens machen wir das ja doch.

Oder diese vermutlich nett gemeinten, aber hilflosen Kommunikationsversuche, die eigentlich einen Tritt vors Schienbein verdienen würden, wie die Frage:

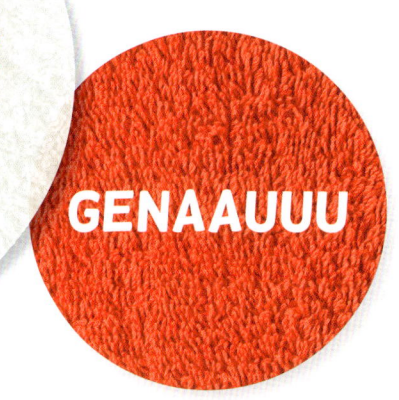

NÖ, EIGENTLICH BIN ICH METZGER, HABE ABER GANZ VIELE FORT-BILDUNGEN GEMACHT.

GENAAUUU

„Haben Sie das eigentlich gelernt?"

Man müht sich, man schuftet, man gibt sein Bestes… und dann so was. An guten Tagen sage ich schon mal: „Nö, eigentlich bin ich Metzger, habe aber ganz viele Fortbildungen gemacht. Wollen Sie meine Zertifikate mal sehen?" Danach verstummen die meisten. An weniger guten Tagen fange ich an, Vorträge zu halten: über Ausbildungen, absolvierte Fortbildungen, Tätigkeiten für Fachzeitschriften. Während meines hingebungsvollen Monologes nicken die Zuhörer verunsichert und antworten häufig mit einer weiteren Frage: „Sie haben das also gelernt?" Ich nicke dann wohlwollend, mit freundlichen Augen und hauche „Genaauuu", wie Schlemihl aus der Sesamstraße beim Buchstabenverkauf.

Man stelle sich vor: Das Einsetzen der Hüfttotalendoprothese war erfolgreich. Bei der ersten Visite fragen wir unseren Operateur: „Haben Sie das eigentlich gelernt oder sind Sie vielleicht Maurer?" Undenkbar.

Wir geraten in eine Verkehrskontrolle, unser Führerschein wird verlangt. „Herr Wachtmeister, Sie wollen meine Papiere sehen? Haben Sie das denn überhaupt gelernt? Könnte ja sein, dass Sie die Uniform aus einem Kostümverleih haben…" Auch eher undenkbar. Aber wir würden gleich mal zeigen, was wir können: „Ich sehe schon, Sie können sich gar nicht aufrichten, ISG oder Bandscheibe? Hier ist meine Karte. Zwei, drei Sitzungen, dann geht das wieder." Ja, wir hinterlassen verblüffte Gesichter.

Oder die guten, intensiven, vertraulichen Therapeuten-Patienten-Gespräche: Wetter und Fußball. Aber Vorsicht! Gefahren lauern da, wo sie niemand vermutet:

„Warum spielt der Reus schon wieder und mein Knie ist immer noch dick?"

Unbeliebte Antwort: „Naja, der Allgemeinzustand spielt schon auch eine Rolle." Gerne gehört wird: „Morgen sind Sie fit. Ich mache das, Sie brauchen gar nicht mitzuhelfen! Eigenaktivität wird völlig überschätzt. Das ist so eine Berufskrankheit: Physiotherapeuten meinen immer alles mit Bewegung lösen zu können. Ich weiß auch nicht, wieso."

So geht Kundenzufriedenheit.

Nirgends ist es leichter ein Held zu sein, als zu Hause. Nirgends ist es schwerer physiotherapeutischen Ruhm zu erlangen, als auf einer Familienfeier. Fußballbegeisterte Jungs kann man schnell durch ein paar geschickte Handgriffe beeindrucken. Der Rest der Verwandtschaft verlässt sich hingegen lieber auf Informationen aus einschlägigen TV-Formaten. Als Experte gefragt, dessen Antworten niemand hören möchte. So wurde schon so manches Glas Punsch geleert. Ein Gruß an die Familie: Ich hab euch lieb! Alle! Trotzdem! (Meistens.)

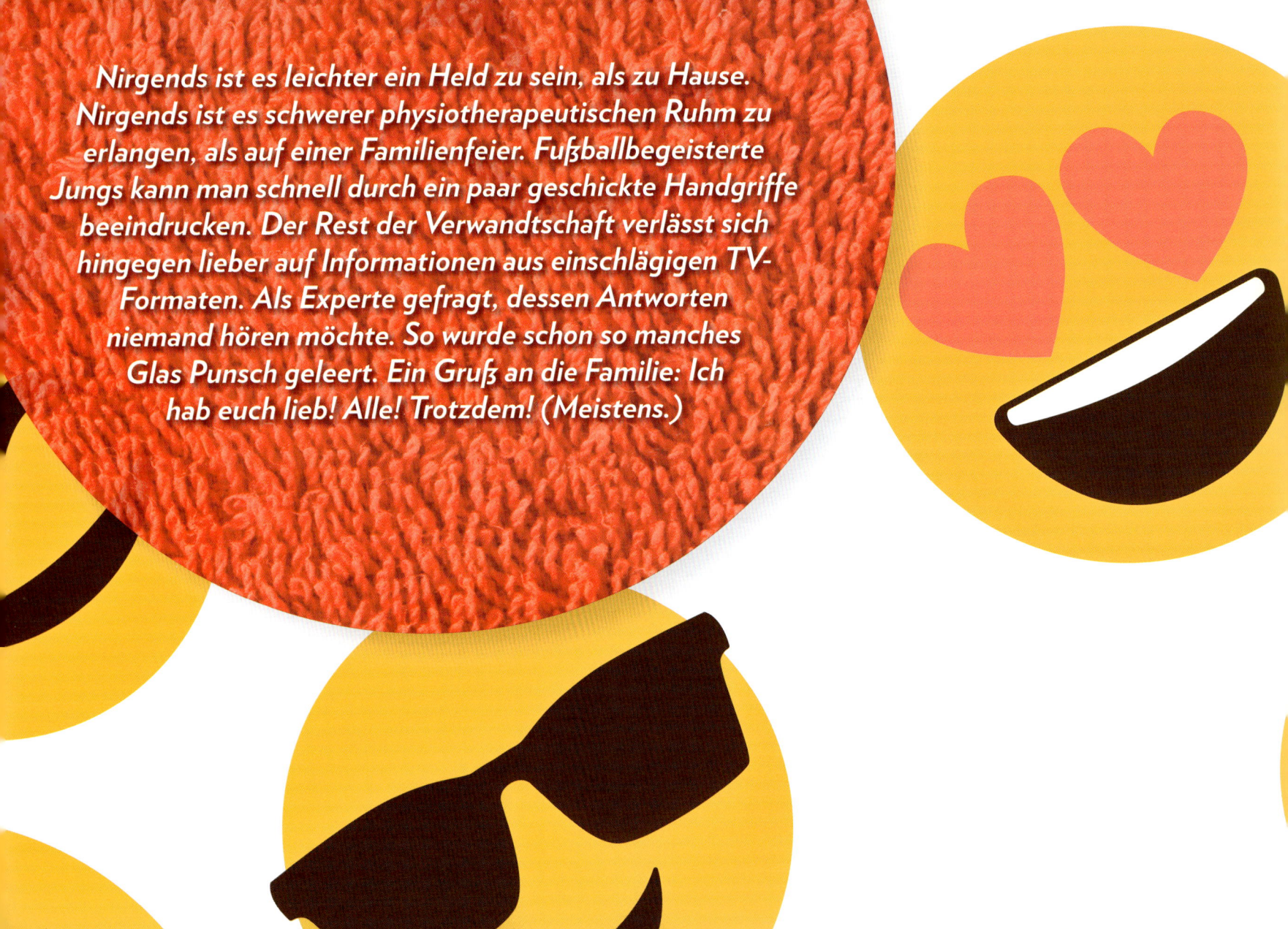

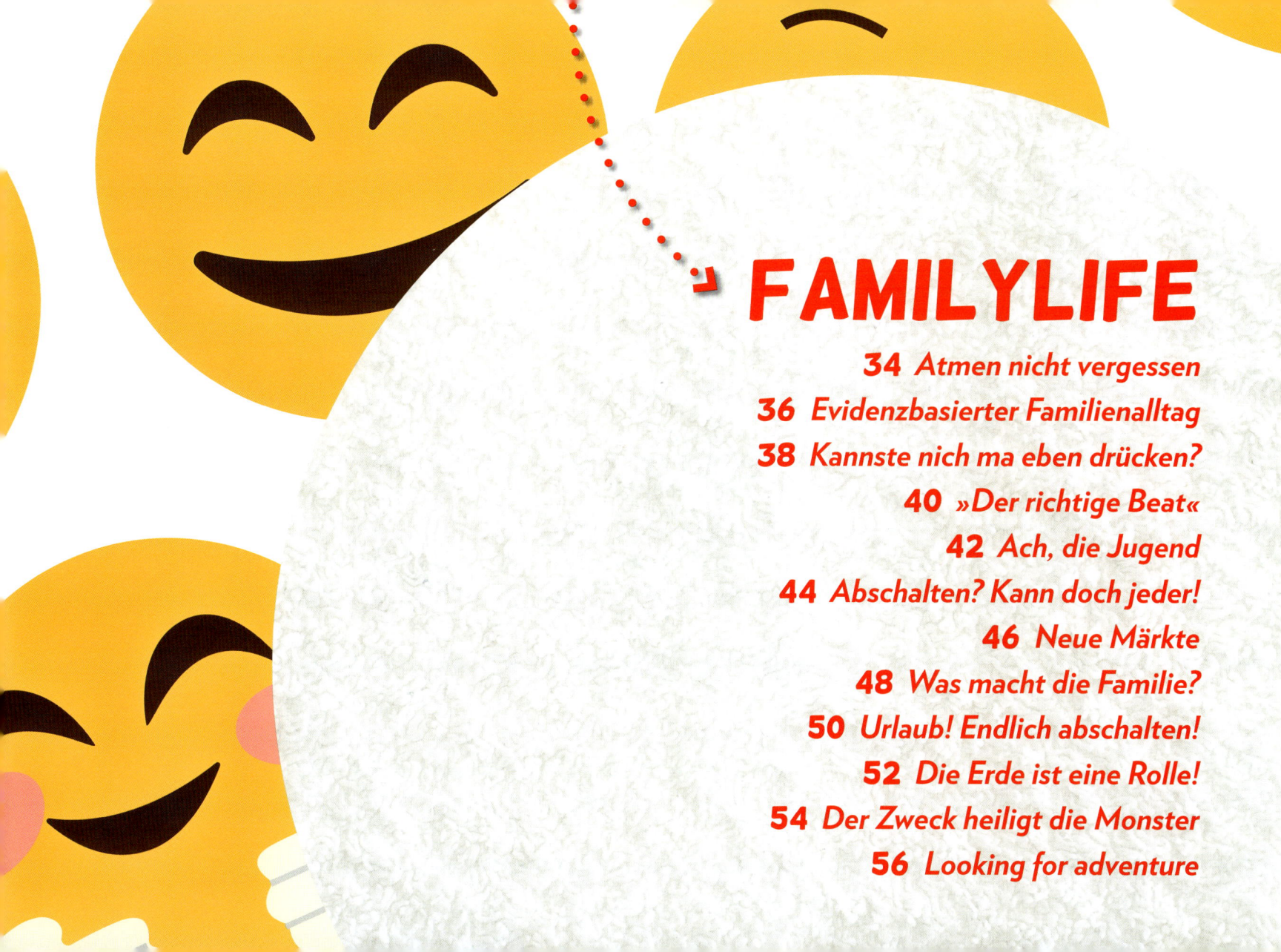

FAMILYLIFE

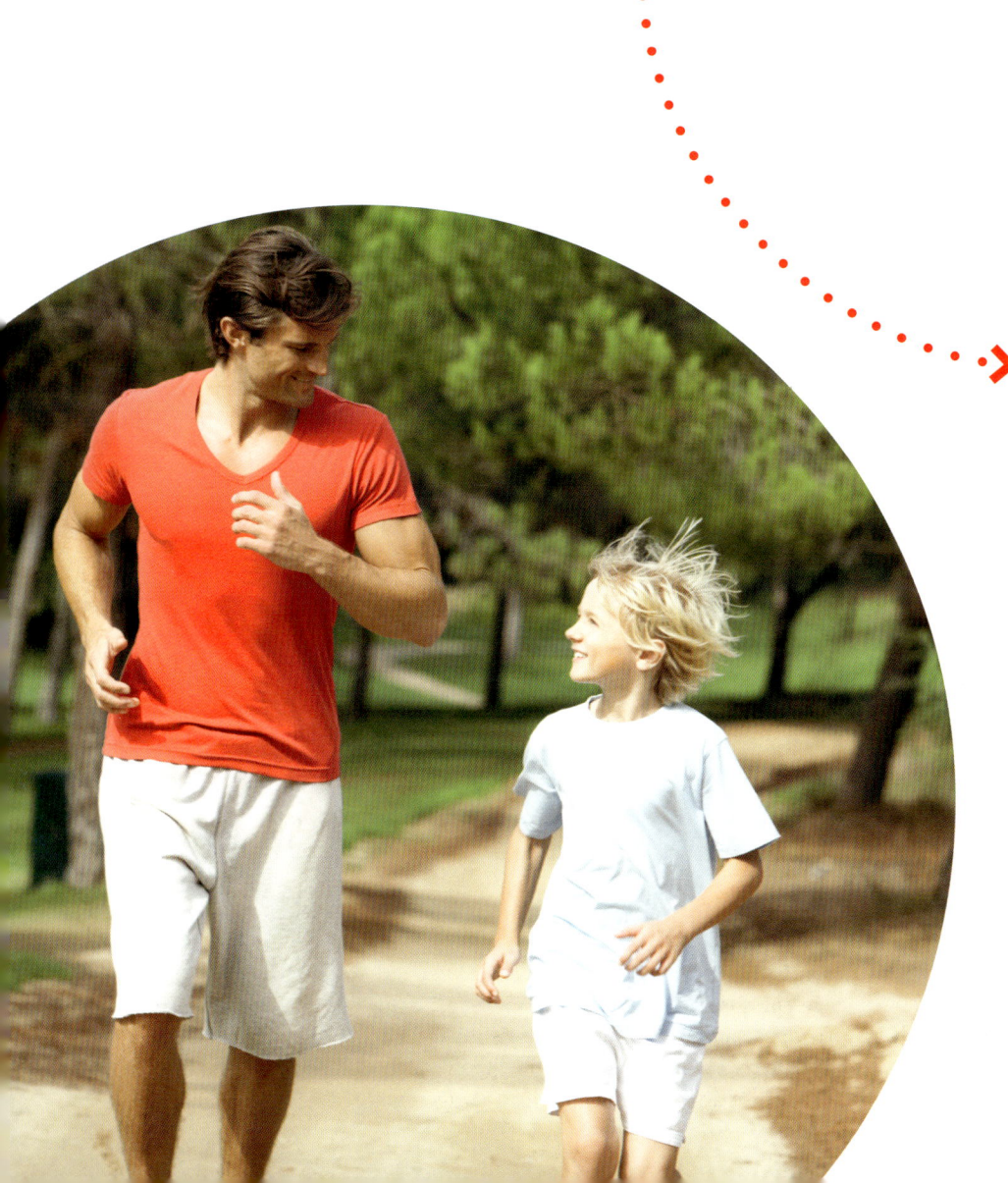

ATMEN
NICHT VERGESSEN

Als Physio und Erziehungsberechtigter hat man so seine Vorstellungen davon, was man den eigenen Kindern vermitteln möchte. Spaß an Sport und Bewegung. Ein gutes Körpergefühl. Ein Gespür für die eigenen Bedürfnisse.

So schlug ich meinem Sohn Julius neulich vor, dass wir doch eigentlich mal zusammen joggen gehen könnten. Er trainiert Leichtathletik und Handball, sodass ich nicht damit rechnete ihn zu überfordern.

»Klar Paps, das können wir machen.«

Ich hielt also einen kleinen Vortrag über Grenzen des Leistungsvermögens und darüber, dass man(n) ruhig eine Pause einlegen darf, wenn man(n) eine braucht. Und dass man deshalb überhaupt kein Weichei ist. Ich vereinbarte mit Juli, dass er das Tempo beim Laufen vorgeben sollte. So stiegen wir in unsere Laufschuhe, Juli trug sein Chelsea-Trikot und ich meine neue tolle schweißaufsaugende Laufhose von Tchibo … und ab ging die Post.

Die ersten zwei Kilometer in leichtem Trab. Den Blick nach vorn auf den Horizont gerichtet. Alles lief prima. Wir debattierten über die aktuellen Fußballbundesliga-Ergebnisse. Von weitem winkten die Nachbarn, wir winkten locker aus dem Handgelenk zurück. Dann einen knappen Kilometer bergauf. Mir wurde schon etwas wärmer. Juli übte während des Joggens Hüpfer.

ICH GAB NUR NOCH GEPRESSTE LAUTE VON MIR.

»Ist das Tempo okay, Papa?« »Ja klar, das Tempo ist super!« Atmen nicht vergessen. Am Berggipfel schlug ich eine kleine Pause vor, wies auf die wunderbare Landschaft hin und kümmerte mich unauffällig um meine Seitenstiche. Juli lief derweil in kleinen hastigen Trippelschrittchen auf der Stelle und hackte dazu genauso schnell mit den Armen durch die Luft. Anschließend vollführte er einige Verrenkungen, die nach Kickboxen aussahen. In langsamem Trab ging es weiter durch den Wald.

Lächeln und an etwas Schönes denken:

an die neue Ausgabe der pt zum Beispiel. Juli erzählte wilde Anekdoten vom Training und von halsbrecherischen Manövern beim letzten Handballspiel. Ich gab nur noch gepresste Laute von mir. Den nächsten Kilometer liefen wir bergab, bis zu einer Kneippanlage. Rasch zogen wir Schuhe und Socken aus und hielten die Waden ins kalte Wasser. Was für eine Wohltat. Die letzten fünfhundert Meter walkten wir und Juli übte dabei wieder Hüpfer, diesmal die besonders hohen.

Der Rest ist schnell erzählt: Mein Sohn erledigte lässig ein paar Stretching-Übungen und spielte dann noch drei Stunden mit den Nachbarskindern Fußball. Ich schleppte mich ins Haus zurück und tauchte im heißen Wannenbad unter. Als Vater und Physio muss man schon mal über seine eigenen Grenzen hinausgehen.

EVIDENZBASIERTER
FAMILIEN-ALLTAG

Meine Lebensgefährtin ist keine Physiotherapeutin. Das hat den Vorteil, dass man sich beim Abendessen selten Fachfragen widmen muss. Zum Beispiel solchen nie ganz verstandenen und unergründlichen Phänomenen wie dem Frank-Starling-Mechanismus, der immer wieder gerne zum Examensthema gemacht wird – von findigen Fachärzten, die genau wissen, was ein Physio im Alltag so braucht. Na, wer kennt den noch? Bitte aufzeigen! Herr Aschoff?

Ich mümmelte also gerade ganz zufrieden mein Vollkornbrot, als die Frage plötzlich und unvermittelt im Raum stand: »Meinst du, Hula-Hoop wäre was für mich?« (Der Discounter um die Ecke hatte wohl gerade ganz schicke discomäßige Reifen aus seiner aktuellen Fitness-Kollektion im Angebot.) Tja, was soll man dazu sagen? »Du, ich habe die Hälfte meines Physiotherapeutenlebens damit verbracht, nach sinnvollen Bewegungskonzepten zu suchen« oder:

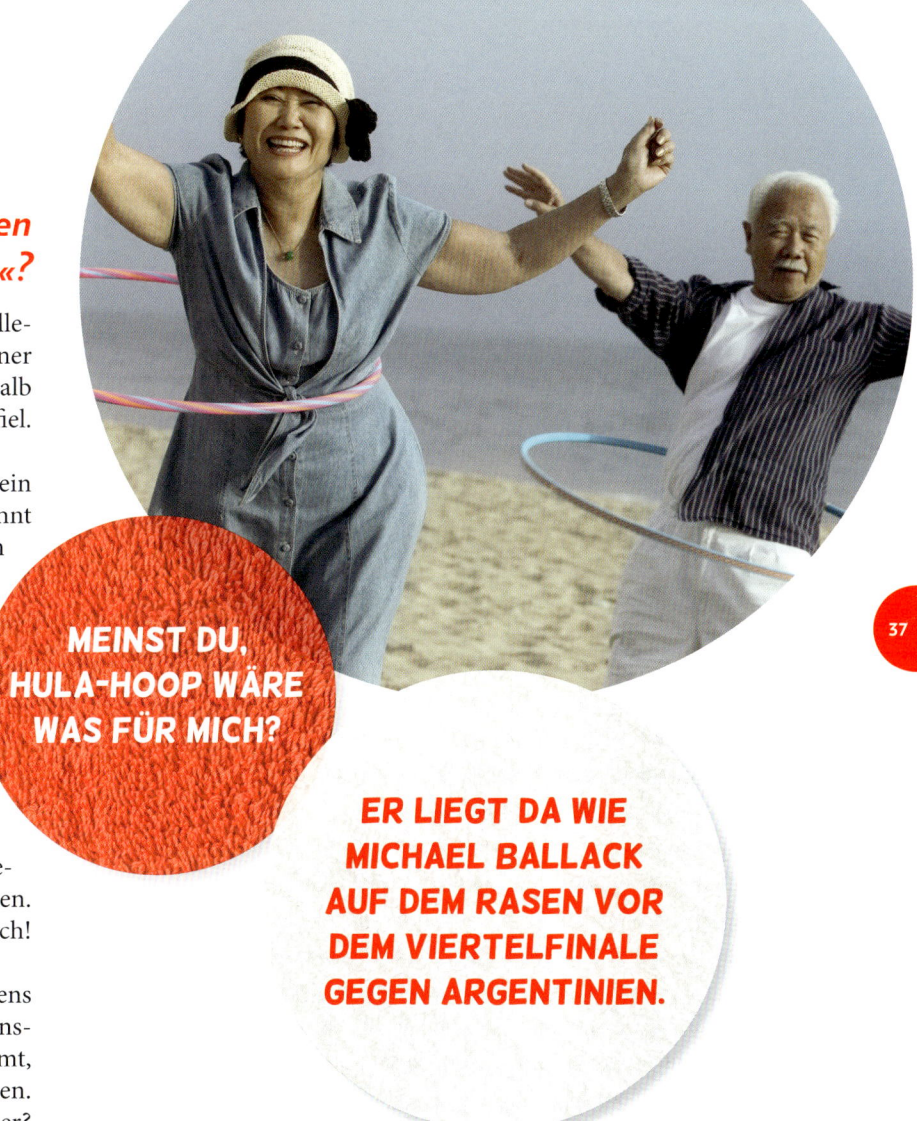

»Denk an die frühzeitigen Hüftprothesen deiner Mutter, möchtest du auch so enden«?

Zum Glück konnte ich die dramatische Geschichte einer Kollegin anführen, die sich vor einiger Zeit beim Zumba die Reste einer Bandscheibe direkt in den Spinalkanal gesemmelt hatte und deshalb mehrere Monate ausfiel.

Wir hatten dieses Thema also gerade vom Tisch, da meinte mein Sohn, seine Fußballerwaden müssten unbedingt noch gedehnt werden. Aber bitte exakt so wie die von Mario Balotelli, denn dieser Schuft hat »uns« schließlich aus der letzten Europameisterschaft geschossen. Unser Nachwuchs muss schließlich gleichziehen. Wie entkräftet man eine solche Argumentation? Zumal, wenn einem der eigene Sohn die Fähigkeiten des Physiokollegen vom AC Mailand zutraut? Und man weiß ja seit der WM 2006, wie sehr sich eine ganze Nation darüber ereifern kann, dass eine Wade noch nicht da ist, wo sie hingehört. So dehnen wir jetzt also Julius' Waden vor und nach jeder Sportschau mitten auf dem Wohnzimmerteppich. Er liegt da wie Michael Ballack auf dem Rasen vor dem Viertelfinale gegen Argentinien. Anschließend gibt es noch ein paar Schüttelungen. Er genießt es, und ich auch!

P. S. … ach, ja: die Abhängigkeit der Auswurfleistung des Herzens vom enddiastolischen Ventrikelvolumen, wobei die Kontraktionskraft zunächst proportional zur Herzmuskelfaserlänge zunimmt, um nach Überschreiten einer kritischen Länge wieder abzufallen. War doch klar, oder?

P. P. S. Tolle Tipps gibt es auf: www.happyhooping.de

MEINST DU, HULA-HOOP WÄRE WAS FÜR MICH?

ER LIEGT DA WIE MICHAEL BALLACK AUF DEM RASEN VOR DEM VIERTELFINALE GEGEN ARGENTINIEN.

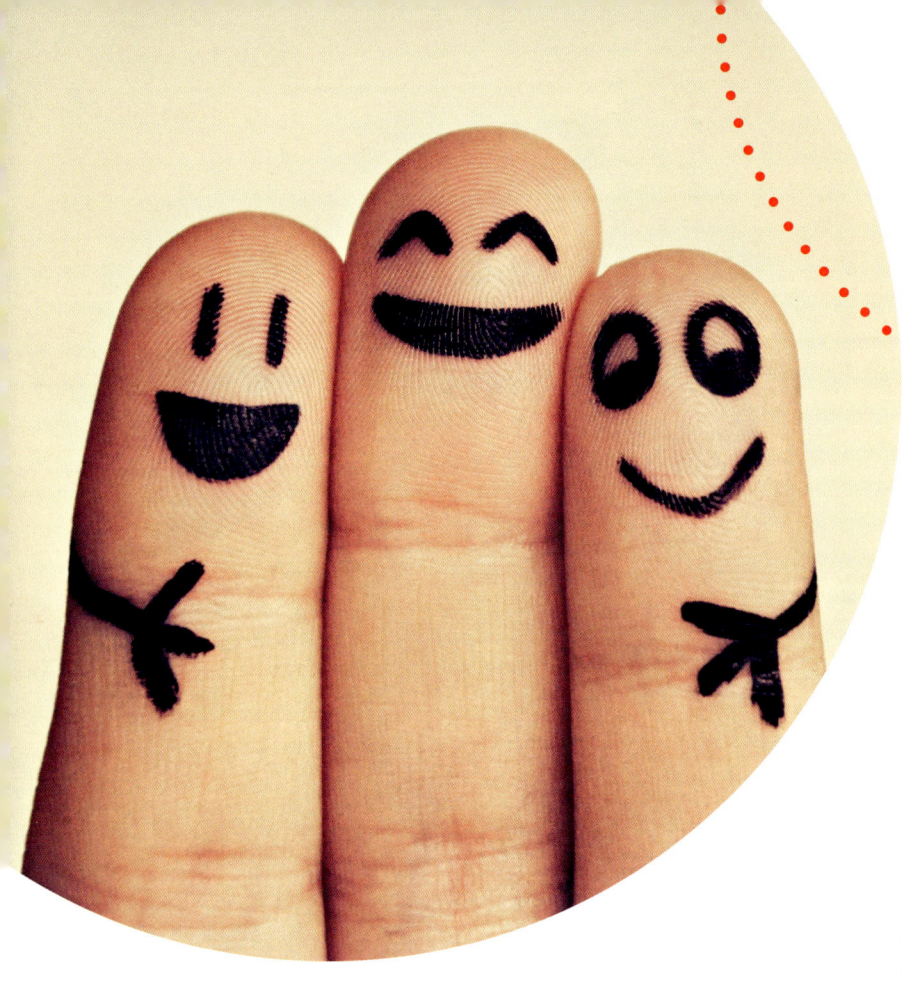

→ KANNSTE NICH MA EBEN DRÜCKEN?

Neulich traf ich eine alte Bekannte. Sie war ganz beglückt über ihre Erkenntnis darüber, dass sie falsch atmen würde. Solange hätte sie schon Schmerzen in der Schulter gehabt und jetzt so einen Super-Duper-Osteo-Psycho-Mega-Praktiker gefunden. Der habe ihr alles ganz genau erklärt, mit der Energie beim Atmen und so.

Schmerzen hätte sie zwar immer noch, aber sie würde sich damit jetzt viel besser fühlen, weil sie ja nun wüsste, was sie falsch machen würde. Ich habe mir meinen Kommentar erspart, ich hatte schließlich frei, und sie zum Abschied ganz lieb in den Arm genommen.

Dabei fanden meine Finger ganz zufällig ihre Rotatorenmanschette. (Meine Finger können einfach gar nicht mehr anders, sobald sie einen Befund erspüren, müssen sie arbeiten. Sie besprechen das überhaupt nicht mehr mit mir.) Einige Sekunden später meinte meine Bekannte, „Du, ich glaube, meine Schmerzen sind weg." „Tja, hab ich nur gesagt, gelernt ist gelernt. Es geht doch nix über eine gute Physiotherapie …"

Bin dann schnell weiter, weil sie anfing von ihren Rücken zu erzählen.

Zuhause begrüßte mich meine Freundin mit den Worten „Kannste nich ma eben drücken …"; ihr Trapezius. Die Arbeit auf dem Balkon wäre ganz schön schwer gewesen. Meine Finger gingen so ihrer Wege, während ich gleichzeitig versuchte den *Kicker* zu lesen.

„Und, wie war dein Tag so?", fragte mich meine Partnerin, so zwischen Gomez und Drogba. „Och, nix Besonderes. Ich habe Martin getroffen, der wollte mal eben meine Meinung zu seiner Kreuzbandplastik wissen; dem Mann vom Kiosk habe schnell erklärt, wie er die Bierkästen stapeln kann, ohne seine Bandscheiben zu ruinieren, und Frau Müller habe ich beim Händeschütteln die Handgelenksarthrose gemildert."

Schon schön das Gefühl, wenn man in seinem Viertel bekannt, gut gelitten und gefragt ist, vor allem, an einem freien Samstag.

Falls wir mal umziehen, werde ich niemandem erzählen, was ich beruflich mache. „Habe keine Ahnung von Medizin", wird mein Standardsatz sein. Vielleicht wohnen wir dann ja zufällig neben einem Kollegen. Dann gehe ich da samstags nach dem Mittagessen oder vor der *Sportschau* auch mal hin und sage „Och, du, kannste nich ma eben …?"

GELERNT IST GELERNT

MEINE FINGER KÖNNEN EINFACH GAR NICHT MEHR ANDERS, SOBALD SIE EINEN BEFUND ERSPÜREN, MÜSSEN SIE ARBEITEN.

HABE KEINE AHNUNG VON MEDIZIN

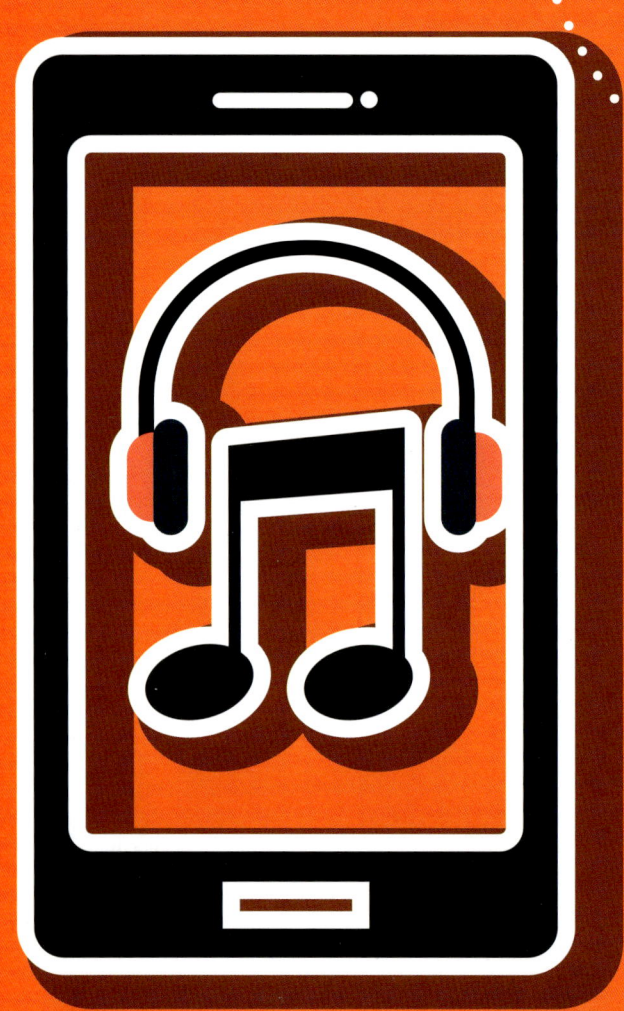

»DER RICHTIGE
BEAT«

Neulich, während einer lebhaften Diskussion darüber, warum mein Sohn beim Joggen für fünf Kilometer knapp eine halbe Stunde braucht, ich aber 42 Minuten, meinte er nur: »Paps, du brauchst halt den richtigen Beat«, und zückte dabei lässig sein Handy.

Moderne Zeiten!

Heutzutage kann man Telefonapparate in die Hosentasche stecken, die Musik machen und auch noch anzeigen, wie weit man gelaufen ist, wie schnell man dabei war, wie viele Kalorien man verbraucht hat, wer zur gleichen Zeit auf der anderen Straßenseite gelaufen ist, was die Leberwerte der Nachbarn so machen und dass der eigene Vater, weit zurückgefallen, an der letzten Steigung vom Joggen ins Walken gewechselt ist.

In solchen Zeiten also scheint mir die Frage nach dem Beat eine zentrale zu sein. Rein gefühlsmäßig halte ich mich ja immer noch für den Deep Purple-Typen, ein bisschen Falko vielleicht, eine Prise Extrabreit, jeder hat so seine Sozialisation…

Beim Anblick von Helene Fischer gerate ich allerdings mittlerweile in Entzücken, was während der Übertragung von »Wetten, dass..?« samstags, zur besten Sendezeit, zu heftigen Ellenbogenchecks seitens meiner Freundin führte. Auch meine spontane Argumentation, dass mir ja nicht ihre Musik gefallen würde, war in der Situation wenig hilfreich. Verstehen kann ich es ja. Würde meine Partnerin für Florian Dingsbums schwärmen, hätte ich damit auch so meine Schwierigkeiten.

Aber warum sollte man aus diesen Erkenntnissen nicht etwas Hilfreiches für den PT-Alltag gewinnen? PNF demnächst mit AC/DC als Hintergrundmusik, einen Lymphsee mit Chopin entstauen, für die Cranio-Sacralen-Privatzahlerinnen ein bisschen Harfe an Obertongesängen auflegen. Und auf die Frage, wie sich die Beschwerden entwickeln werden, orakelhaft mit Bob Dylan antworten: »The answer, my friend, is blowing in the wind.« Das hätte nicht nur eine musiktherapeutisch-ganzheitliche Wirkung, sondern wir könnten auch generationsspezifisch arbeiten. Texte wie »Got my hair like Jesus wore it« würden den Alt-Hippie auf dem Pezziball in Schwung bringen. Ernst Mosch die betagte PHS (nicht unbedingt den Therapeuten).

Und der wichtigste Aspekt: Anti-Aging.

Der Markt der Zukunft! 75-Jährige zur Musik von heute behandeln, das hält jung und frisch. Fehlt nur noch ein hübscher Name für alles: »The Authentic Anti-Runzeling Movement«. Der Schlachtruf: Mach das, was Shakira macht! Bewege dein Becken!

Ja, ich bin in der Midlife-Crisis, ich bin 45. Auf dem besten Weg dorthin, wo sich Peter Maffay schon seit 40 Jahren befindet: Hauptsache kernig aussehen, eine fesche Lederjacke, wenig Inhalte… und jederzeit den richtigen Beat auf dem Smartphone.

ACH, DIE JUGEND

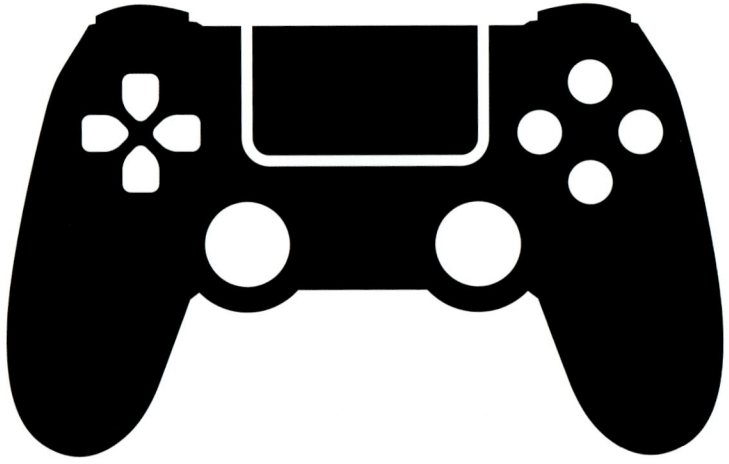

Es gibt ja Kollegen, die immer im Dienst sind. Die auch ohne vorliegendes Rezept mal eben in der U-Bahn einer jungen Dame die Beckenschaukel erklären oder einer älteren Dame den Vier-Punkte-Gang. Diesen physiotherapeutisch-missionarischen Eifer habe ich in meinem Leben bisher selten verspürt. Eher gar nicht. Ich muss mich nicht durch eine Fußgängerzone brüggern …

Wenn ich jedoch sehe, wie sich mein mittlerweile fast 14-jähriger Sohn so am Schreibtisch herumlümmelt, juckt es mir schon, ganz außerdienstlich, in den Fingern. Ein liebevoller Piks in den Übergang zwischen Brust- und Lendenwirbelsäule, verbunden mit einem leicht assistiven Ziehen an den Schultern, führt zu: nichts. Höchstens zu einem Was-machst-du-da-Papa-Satz. Ich murmele dann etwas von »richtigem Sitzen« und »Es gibt vielleicht bessere Sitzhöcker als die Nase« – man will ja nicht gleich autoritär erscheinen

– und versuche es anschließend mit familiären, sanft-manipulativen Schubsern. Vergeblich! Die Wirbelsäule in langgezogener C-Form mit Hang zum offenen O scheint doch von der Natur gewollt zu sein. Zumindest in der lässigen Pubertätsvariante. Wörter wie »Spätschäden« und »Frühberentung« verschlucke ich während meiner hilflosen Aktionen, und

ES GIBT VIELLEICHT BESSERE SITZHÖCKER ALS DIE NASE

»Der Schweini liegt ja auch mit Mitte 30 in Monaco am Pool; meinst du, du auch?«

verklingt ungehört. Ja, der Prophet im eigenen Lande… selbst wenn er zum Berg geht, hat der Berg gerade Wichtigeres zu tun.

Der Berg spielt nämlich mit seinen Freunden »FIFA 14 Ultimate Team« auf der Playstation, ein virtuelles Fußballabenteuer. Für die Nichteingeweihten: Wir hätten dazu früher »Videospiel« gesagt. Nur ist das irgendwie nicht mehr das richtige Wort. Mit der Playstation zu spielen, das ist spannender, aufregender. Kurzum: für Männer in meinem Alter kaum noch zu bewerkstelligen. Bis ich den passenden Knopf gefunden habe, mit dem ich einen Pass spiele, ein Dribbling oder (ich erfinde jetzt hemmungslos) ein Tor schieße, hat mir mein Gegner den Ball längst wieder abgenommen. Und der ist im Durchschnitt zwischen sieben und 15 Jahren alt und trägt häufig rosa T-Shirts oder Pudelmützen, die aussehen, als wären sie direkt aus Schlumpfhausen importiert.

EIN LIEBEVOLLER PIKS IN DEN ÜBER-GANG ZWISCHEN BRUST- UND LEN-DENWIRBELSÄULE

Die einzige Möglichkeit, wie ich hier noch punkten kann, man ahnt es schon… ich bringe mich selbst als Sportphysio mit Schwerpunkt Playstation-Daumen und Wii-Schultern ins Gespräch. Das Aufbrechen der »Zocker-Position«, die kurze Revitalisierung in der Spielpause, mit dem Köfferchen quer durchs Wohnzimmer laufen, da bin ich wieder in meinem Element!

Ach, wir Physios brauchen immer so viel Bestätigung.

BAUCHLAGE MIT RÜCKENÜBUNGEN, RÜCKENLAGE MIT BAUCHÜBUNGEN. DANN DAS VOLLE DEHN-PROGRAMM: QUADRICEPS, ISCHIOS, WADEN, PIRIFORMIS.

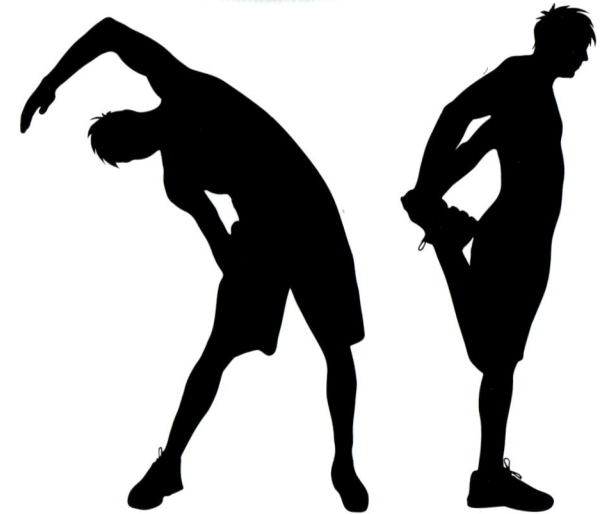

> ABSCHALTEN? KANN DOCH JEDER!

Neulich zu Urlaubsbeginn: Wir saßen vor unserem Zeltchen und nahmen das erste Frühstück zu uns. Die Sonne schien, das Meer rauschte, ich hatte schon einige Schwimmzüge in der eiskalten Ostsee hinter mir – der Tag konnte also beginnen. Keine Patienten. Keine Sorgen.

Zwischen dem ersten und dem zweiten Nutellabrötchen kam unser Campingplatznachbar mit einer Rolle unter dem Arm hinter seinem Wohnwagen hervor. Er rollte sie genüsslich und dienstbeflissen auf (der aufmerksame Leser denkt es sich schon): eine Gymnastikmatte. Nach einem kurzen Morgengruß in unsere Richtung ging es los: Bauchlage mit Rückenübungen, Rückenlage mit Bauchübungen. Dann das volle Dehnprogramm: Quadriceps, Ischios, Waden, Piriformis. Es gab keinen Grund zu meckern. Meine Familie wollte wissen, ob er denn auch alles richtig mache. »Jaja …«, murmelte ich und versteckte mich hinter dem dritten Nutellabrötchen. Fehlte noch, dass der Hobbysportler merkt, dass ich vom Fach bin.

Erfahrungsgemäß sind dann die ruhigen Stunden vorbei, schnell hat sich die Qualifikation herumgesprochen und ehe man sichs versieht, hat die kostenlose Sprechstunde begonnen: »Sachma, ich hab gehört, dass du Physiotherapeut bist, kannste dir nicht mal eben meinen Zeh angucken, ich bin gestern umgeknickt, meinste ich muss damit zum Röntgen?« Feuerquallen, Sonnenbrand, Unfälle beim Tennis oder Swin-Golf – Urlaubsbeschwerden können ja so unglaublich abwechslungsreich sein. Mittlerweile hatte ich meine Sonnenbrille aufgezogen, guckte mürrisch und versuchte die bösen Geister zu vertreiben.

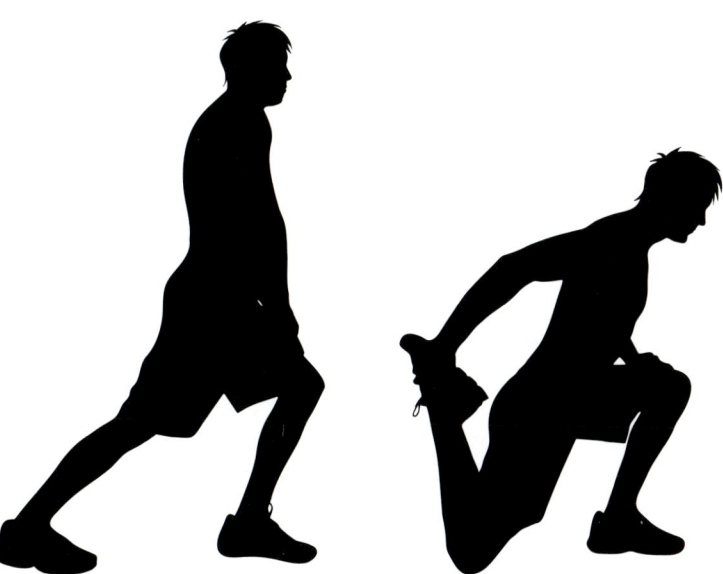

»Wollense nicht mitmachen?« Der Campingplatznachbar winkte freundlich herüber. Ja, die Camper sind ein fröhliches und geselliges Völkchen. »Morgengymnastik, ist gesund!«, rief er. »Ich weiß«, rief ich zurück, wohl wissend, dass der Urlaub jetzt vorbei war; wir würden noch heute unsere Siebensachen packen und abreisen müssen.

Zögerlich ging ich auf den vergnügten Sportler zu.

»Ist ja 'n ganz gutes Programm, das Sie da machen.«
»Hat mir mein Physiotherapeut zusammengestellt, ich hab's an der Hüfte.«
»Dachte ich mir.«
»Dachten Sie sich?«
»Ja, dachte ich mir.«
»Sie kennen sich aus?«
»Ja, ich kenne mich aus.«
»Sie sind …?«
»Ja, ich bin Physiotherapeut.«
»Else, er ist Physiotherapeut!«
»Wirklich?«
»Wirklich.«
»Leute, habt ihr gehört, er ist Physiotherapeut!«

Ein Raunen ging über den Platz. Kurz darauf kamen die ersten Rollatoren um die Ecke gebraust. In der Ferne hallten Gehstützen auf dem Asphalt. Lahme und Kranke kamen aus allen vier Himmelsrichtungen. Es donnerte. Der Himmel leuchtete.

»Papa?« Mein Sohn rüttelte mich. Das vierte Nutellabrötchen war mir runtergefallen. »Beim Frühstück einschlafen, das ist echt soooo uncool!« – »Bin wohl ferienreif!« Der Nachbar schaute herüber und nickte verständnisvoll. »Machense Gymnastik, dann bleibense fit!« »Gute Idee!«, rief ich und verkroch mich innerhalb einer Zehntausendstelsekunde im Zelt.

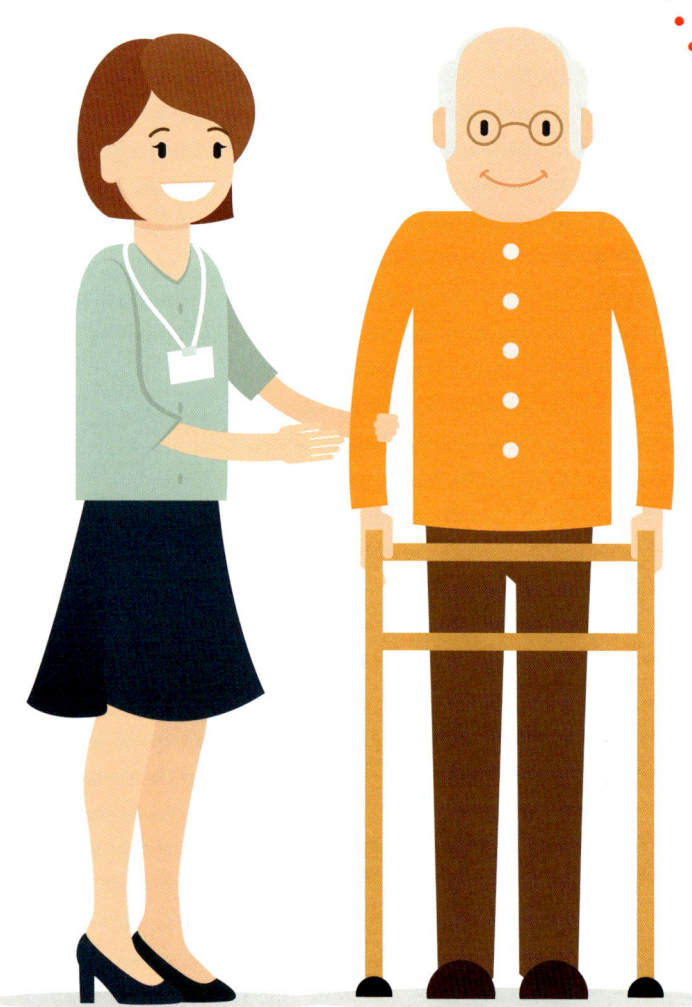

NEUE MÄRKTE

Viele Barden und Poeten der Moderne sind sich ja über grundlegende Herangehensweisen an das Leben einig: Antworten findet man, wenn man dem Wind lauscht. Das Leben ist ein langer, ruhiger Fluss. Du musst deine Richtung nicht suchen, du wirst von ihr (zur rechten Zeit) gefunden.

Vielleicht machen wir uns als Berufsgruppe einfach viel zu viele Gedanken darüber, wohin es mit unserer Zunft in Zukunft gehen soll – wir sollten einfach dorthin gehen, wo wir gebraucht werden. Neulich bei einem Wochenendausflug ist mir das sehr deutlich geworden: in Richtung alternde Gesellschaft.

Mein alter Herr ist ein bisschen schwach geworden.

Auf der Brust und in den Beinen. Er ist über siebzig und hält es eher mit Churchill (»No Sports«). So dachte ich, es wäre an der Zeit, ihm »ein bisschen Fitness« zu schenken. So sagt man ja heute, wenn man meint, jemand sollte mal ein bestimmtes Körperteil in Bewegung setzen, *bevor* es zu spät ist. Ich machte mich also auf, um die Fitness-Angebote in einer eher provinziellen Gegend irgendwo in Deutschland zu prüfen, auf Opa-Tauglichkeit sozusagen.

Im ersten Etablissement bekam ich einen Plan in die Hand gedrückt. Hier konnte man zum Beispiel »Hot Iron« mit Anja belegen, ein spezielles Hanteltraining. Das hätte mich interessiert. Man teilte mir aber mit, dass ich Anja nicht *vor* Kursbeginn sehen könnte; ich müsste erst buchen, und zwar ein halbes Jahr im Voraus. Ich ließ verlauten, dass ich es mir überlegen würde, und beschloss, meinen Vater zumindest mal darauf anzusprechen (»Dann kommste wenigstens mal raus«).

Im nächsten Studio erklärte mir ein Hüne mit durchtrainierter Brustmuskulatur, er sei Personal Trainer und würde meinen Vater in zehn Sitzungen fit bekommen, »kein Problem«. Ich sah meinen Erzeuger schon vor meinem geistigen Auge: gestählte Arme,

GESTÄHLTE ARME, MIENE WIE ARNOLD ODER SYLVESTER ZU IHREN BESTEN ZEITEN, MP UNTERM ARM, STIRNBAND, WEITERHIN DÜNNE BEINE, MIT DENEN ER NICHT LAUFEN KANN.

HIER WERDEN WIR GEFUNDEN! HIER WERDEN WIR GEBRAUCHT!

Miene wie Arnold oder Sylvester zu ihren besten Zeiten, MP unterm Arm, Stirnband, weiterhin dünne Beine, mit denen er nicht laufen kann. Ich bedankte mich brav und versprach, auch über dieses Angebot nachzudenken. Im dritten Fitnessgerätepark bot man mir Wirbelsäulengymnastik an. »Nee«, spezielle »Alte-Leute-Gymnastik« hätte man nicht. Aber in der Wirbelsäulengruppe wären ein paar Omas, da könnte Vadder ja mal probeweise mitmachen.

So weit, so schlecht. Aber, liebe Kolleginnen, liebe Kollegen, habt ihr es gemerkt? Hier werden wir gefunden! Hier werden wir gebraucht! Sturzprophylaxe.

Altersgerechtes Training.

Das sind unsere Baustellen! Hier geht was! Auch wenn es mich zunächst den halben Sonntag gekostet hat: Pezziball suchen, »Flying Old Man« nach Stanko auf dem Wohnzimmerteppich einüben (Übungsanleitung verrate ich gerne gegen Gebühr). The answer, my friends …

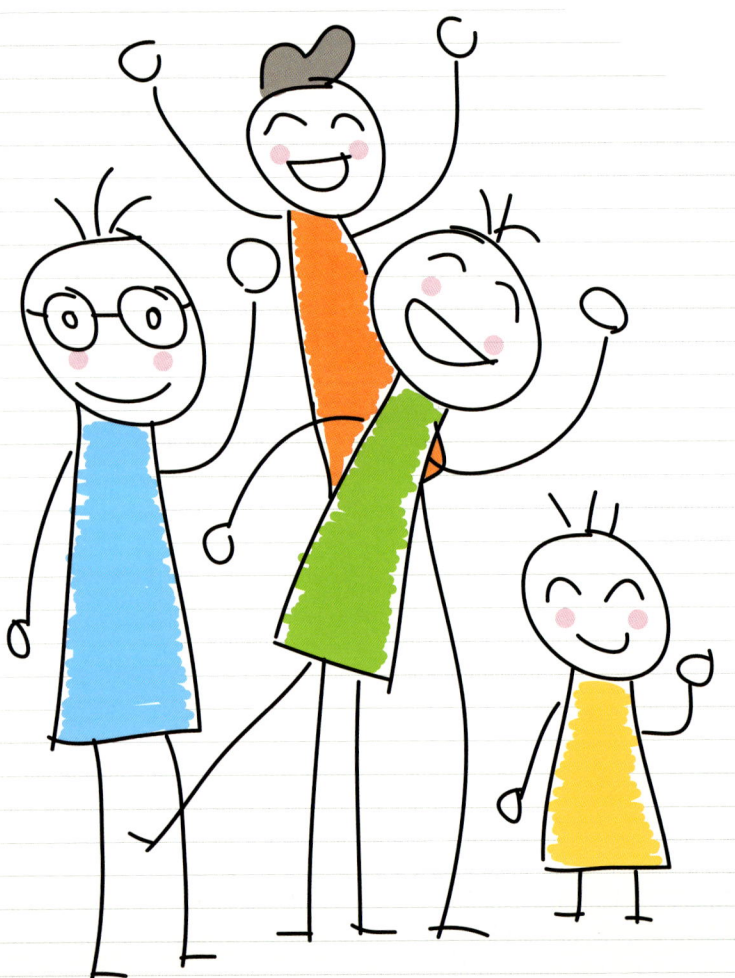

›WAS MACHT

DIE FAMILIE?

Die freundliche Leserin M. aus B. teilte mir neulich per Mail mit: »Schreib doch mal was zum Thema ›Angehörige behandeln‹.« Da mir die Wünsche meiner Leser natürlich am Herzen liegen, mache ich dieses Thema nun sofort zur obersten Glossen-Chefsache, mehrere Folgen sind angedacht. Ungeachtet der persönlichen Opfer, die eine solche Mission zwangsläufig mit sich bringen wird, nehme ich diese journalistische Pflicht auf mich. Das Gebot der Stunde: Aufklärung!

DA WEISST DU JETZT ABER AUCH NICHT, WAS DAS IST, ODER?

Zunächst werde ich jedoch im Kreml anrufen, ob neben Edward Snowden vielleicht noch ein Zimmer frei ist; könnte schon sein, dass ich nach meinen Enthüllungen Hals über Kopf das Land verlassen muss.

Vorweg noch ein Wort an meine Familie: Ihr wisst, ich mache das nur, weil ich das Geld brauche. Ich hab euch lieb! Alles, was ab jetzt in diesem Text steht, ist hemmungslos erfunden.

Nach langen Reihen selbstloser Studien kann ich meine Verwandtschaft in zwei sehr unterschiedliche Gruppen einteilen.

Es gibt jene, bei denen ich machen kann, was ich will, es hilft immer. Ein Brummen genügt, gefolgt von ein paar medizinischen Fremdwörtern, hie und da lässig eine Hand aufgelegt, kombiniert mit einem frischen »Wird schon wieder!«, und schon sind alle Beschwerden behoben. Ich habe mich in meinem wissenschaftlichen Eifer sogar dazu hinreißen lassen, doppelt verblindete Pseudobehandlungen durchzuführen (meine Mutter trug eine Sonnenbrille, ich selbst auch). Die Ergebnisse sind eindeutig: Ich bin ein Heiler. Arthrosen, Bandscheibenvorfälle, Heuschnupfen, Magengrimmen – null Problemo! So mancher runde Geburtstag wurde allein durch meinen Einsatz gerettet.

Die andere Hälfte der Verwandtschaft, nun, die gestaltet sich in der sorgsamen physiotherapeutischen Betreuung durchaus als, sagen wir mal: anspruchsvoll.

Ein Beispiel: »Ja, die Rückenschmerzen sind weg, aber guck mal, wenn ich mich jetzt total nach vorne rüberbeuge, mich dann noch nach links drehe, mit der anderen Hand staubsauge und Jonas sich dabei an mir festhält, während der Hund an der Leine zieht, die wiederum an Jonas zieht, dann kribbelt es hier noch ein bisschen, genau HIIIIEEER! (begleitet von einer Geste mit bohrender, weißer, nicht mehr durchbluteter Fingerspitze, irgendwo tief ins Gewebe hinein). Da weißt du jetzt aber auch nicht, was das ist, oder? Zu wem soll ich denn damit mal gehen? Die Ute war neulich bei einem …«

Spätestens hier schalte ich ab.

Auch wenn ich mich redlich bemühe, meine Ohren klappen einfach zu. Nix zu machen.

Weitere Berichte folgen demnächst aus meinem Exil in der ecuadorianischen Botschaft in London; Moskau ließ mich wissen, man hätte mit Snowden schon genug Ärger.

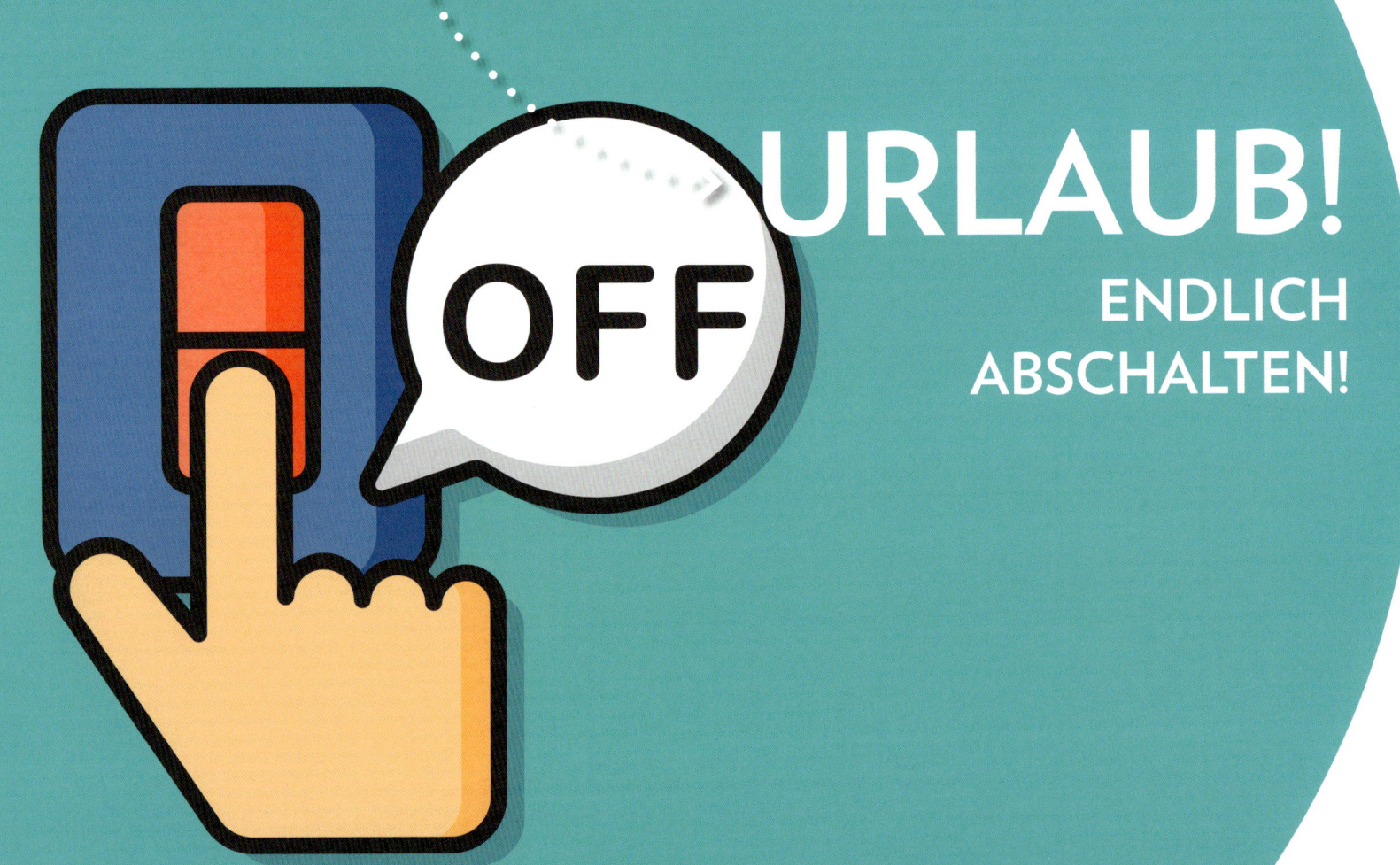

Urlaub – die schönste Zeit des Jahres. So zumindest die Werbung der Reisebüros. Nicht, dass ich Leistungen von Reisebüros in Anspruch nehmen würde, aber irgendwie muss ich ja in den Text kommen. Also, Urlaub. Meine Familie war kaum irritiert, als ich Kettlebell und Faszienrolle in den Kofferraum lud. Sie kennt bereits meine Gute-Vorsätze-Programme.

Kurz nahm ich noch Abschied von Liebermans »Unser Körper«, raunte ihm zu, dass es Ärger gäbe, wenn ich es einpacken würde, und dass es ja kein Abschied für immer sei, ich käme wieder, kraulte ihm über den Buchrücken und fasste dann wagemutig und entschlossen ins Belletristikregal, um etwas von Leon de Winter und irgendeinen neuen Bretagne-Krimi einzupacken.

Erster Urlaubstag: bin auf Nahrungssuche. Lasse mein Fahrrad entscheiden, wohin wir fahren. Lande in einem architektonisch wenig reizvollen Örtchen mit imposantem Yachthafen.

An der Uferpromenade flanieren auffällig viele Leute mit Gehstützen.

Werde von Rollstühlen überholt. Denke: Ach, guck mal, hier gibt es wohl eine Reha-Klinik. Sehe kurz darauf schon ein großes Fenster, hinter dem sich Menschen an Trainingsgeräten abmühen, und eine Gruppe von älteren Damen, die mit ihren Therabändern kämpfen.

WIR SIND HALT NAH DRAN. OFT HABE ICH MICH GEFÜHLT, ALS GEHÖRTE ICH ZUR FAMILIE.

MAN BRAUCHT UNS!

Noch scheint nicht entschieden zu sein, wer gewinnt. Viele der Damen sind auffällig rot im Gesicht. Denke: Ja, wir sind einfach überall, unersetzlich, immer im Einsatz. Man braucht uns! Schön, schön!

Sitze jetzt auf einer gemütlichen Terrasse. Der Bauch ist für Currywurst, der Kopf empfiehlt Salat. Bestelle Salat mit Hähnchenbruststreifen und freue mich über erfolgreichen Kompromiss.

Am Nebentisch (ich kann einfach nicht weghören) sitzen ein Mann im Rollstuhl und, wie sich herausstellt, zwei sympathische Physiotherapie-Studentinnen. Der Querschnittspatient hat sie an seinem letzten Reha-Tag eingeladen: Die Behandlung sei so töfte gewesen, die Kolleginnen so engagiert, da sei es doch das Mindeste, mal ein Eis zu spendieren. Erkenne mich selbst in einer jugendlicheren Form in den beiden wieder und denke an meine Zeit als Therapeut in einer Querschnittsabteilung, vor über 20 Jahren, und an die symbiotischen Beziehungen, die man dort zum Teil mit seinen Patienten einging. Wir sind halt nah dran. Oft habe ich mich gefühlt, als gehörte ich zur Familie. Es war berührend und anstrengend zugleich.

Überlege, mich als pt-Redakteur zu outen, um gemeinsame »Sprechstunde« anzuregen. Habe aber schon die Stimme meiner Freundin im Ohr: »Du kannst auch überhaupt nicht abschalten!« Fürchte, sie hat recht. Schade, dass ich den Lieberman zu Hause gelassen habe … muss jetzt wohl den Bretagne-Krimi lesen.

DIE ERDE
IST EINE
ROLLE!

Liebe Leserinnen, liebe Leser, ich will ehrlich zu Ihnen sein. In dieser Sache habe ich mich für absolute Offenheit entschieden, ich glaube, so ist es das Beste für alle Beteiligten. Nun, räusper … ich habe eine Geliebte! Jetzt ist es raus. Ich kann nichts dagegen tun, ich bin ihr verfallen. Schon bei ihrer ersten Berührung war es um mich geschehen. Ich hoffe, Sie denken jetzt nicht: Oh Gott, nun kommt Ältere-Männer-Lyrik. Aber ich spüre es vom Scheitel bis zur Sohle, wir sind füreinander geschaffen! So einfach, so wahr, so wundervoll, eine runde Sache eben. Ich spreche natürlich von meiner Faszienrolle. Was dachten Sie denn?
Also bitte, wir sind eine seriöse Zeitschrift.

Ich muss gestehen, ich hielt diese Rollen lange für gröberen Unfug – bis meine Neugier siegte und ich mir eine anschaffte. Zunächst hatten wir eher so etwas wie eine Shades-of-Grey-Beziehung, Sie wissen schon, sie quälte mich und ich genoss es. Mittlerweile bin ich in der Wohlweh-Phase angekommen.

Als pt-Redakteur verbringe ich ja viel Zeit im Homeoffice. Wenn ich gerade mal wieder mit der Themenauswahl fürs PANORAMA fertig bin und noch ein wenig Zeit vor einem Planungsgespräch für eine Sprechstunde habe, dann, ja, dann nehme ich mir eine kleine Work-Life-Balance-Auszeit auf der Rolle. Es ist wundervoll. (Hier eine kurze Nachricht an die Firma B.: Die Mail mit meiner Bankverbindung ist eben raus.)

Ich lasse beim Rollen ganz frei (verbal) mein Wohlgefühl raus, was neulich unsere Nachbarn aufschreckte. Sie fingen meine Frau auf dem Nachhauseweg ab, baten sie diskret in ihre Wohnung und klärten sie darüber auf, dass sie, die Nachbarn, nun ja, tagsüber, während der Abwesenheit meiner Partnerin, gewisse Geräusche von mir … nein, nein, man wolle nichts unterstellen, aber man mache sich nun mal Sorgen.

ZUNÄCHST HATTEN WIR EHER SO ETWAS WIE EINE SHADES-OF-GREY-BEZIEHUNG.

BEINE NEU, FASZIEN NEU, DER GANZE MANN NEU.

53

Und der Herr Stanko war ja schon immer ein Halunke.
Die Rolle und ich haben es ihnen verziehen, wir sind da ganz entspannt.

Mittlerweile haben wir eine offene Vierecksbeziehung. Der Dritte im Bunde ist ein Faszienball. Wenn ich den so unter dem Piriformis habe, dann könnte ich … ach, ich mache es einfach, ich brumme … mhmmm. Es fühlt sich einfach so gut an. Die Gegend um den Levator ist auch herrlich, schnurr … Und das Highlight zum Schluss: der Tractus. Alles natürlich immer auf beiden Seiten. Beine neu, Faszien neu, der ganze Mann neu. Alles voll hydriert.

Die Vierte in der Beziehungsfamilie ist natürlich meine Frau. Mittlerweile ist bei uns »Ich geh noch ein bisschen auf die Rolle« zu einem geflügelten Wort geworden – heißt nicht, dass wir um die Häuser ziehen, sondern dass einer oder eine von uns im Wohnzimmer verschwindet. Ich habe sie angefixt.

DER ZWECK

HEILIGT DIE MONSTER

Die Bemühungen, meinen Sohn an die frische Luft zu bekommen, ähneln den Strapazen einer Mount-Everest-Besteigung. Ohne Sauerstoff. Er ist ein wirklich netter Kerl, benutzt Ausdrücke wie „super nice" und es gibt keinen Menschen auf dieser Erde, den ich lieber hätte als ihn – aber er ist nun mal 16 Jahre alt. Er spielt Handball, macht Krafttraining und geht regelmäßig tanzen. Es gibt also überhaupt keinen Grund zur Sorge, was seine sportliche Betätigung angeht.

Aber so ein sonntäglicher Familienspaziergang mit allen Beteiligten würde nun mal mein Vaterherz höherschlagen lassen. Bäume bewundern, Vögel bestaunen.

Was man so meint, an Werten mitgeben zu müssen.

Da bin ich wie meine Eltern, und die waren wie ihre Eltern, und so weiter. Eine Ahnenreihe, die irgendwo im Neandertal endet und von der jeweiligen Nachfolgergeneration vermutlich immer als peinlich betrachtet wurde.

Vor einigen Wochen geschah jedoch ein Wunder: Wir machen seitdem nicht nur jeden Sonntag einen langen Spaziergang (man kann schon fast von einer Wanderung sprechen), nein, wir gehen auch jeden Wochentag raus. Manchmal mehrmals. Vor dem Frühstück, nach den Hausaufgaben, einfach mal so, zwischendurch. Das Geheimnis: Pokémon Go!

Wir jagen Monster. Also, ich bin nur dabei, sage zwischendrin mal: „Hast du die Platane gesehen? Die Rosen? Den Eichelhäher?" Mein Sohn antwortet, dass er ein Bisasam gefangen habe und mehrere Taubsis. Die seien zwar nicht so wertvoll, könnten aber upgegradet werden. Zu was oder wem, habe ich vergessen. Plötzlich bleibt er stehen, freut sich – er hat ein Knuddeluff gefangen. Kann auch sein, dass es ein Pummeluff war, oder ein Nidoqueen. Letzteres ist aber wahrscheinlich das Upgrade von Nidorina. Kurzum, ich kann die süßen Monsterchen – trotz erheblicher Bemühungen – nicht auseinanderhalten. Das einzige Pokémon, das ich mir merken kann, ist Pikachu: klein, gelb, irgendwie niedlich. Ich gehöre halt zur Generation Kermit und Miss Piggy.

Aber damit nicht genug: Ohne die Feinheiten des Spiels durchdrungen zu haben, es gibt die Möglichkeit, Eier auszubrüten.

Kein Scherz – Monstereier.

Indem man läuft! Je weiter die Strecke, desto besser wird ausgebrütet. So mein aktueller Stand. Gut informierte Jugendliche mögen mir meine Ungenauigkeiten verzeihen. Ich könnte dafür ein paar Insidertipps für Pac-Man liefern.

Ja, vielleicht sieht so die physiotherapeutische Zukunft aus, in der diese Generation alt geworden ist. „Um Ihre Hüften zu trainieren, gehen Sie mindestens zehn Schiggys fangen. Oder wahlweise einen Rattfratz und 15 Flegmons. Und für die Wirbelsäule upgraden Sie mal endlich die Schlurps.

Und, das Wichtigste, immer: Eier ausbrüten!"

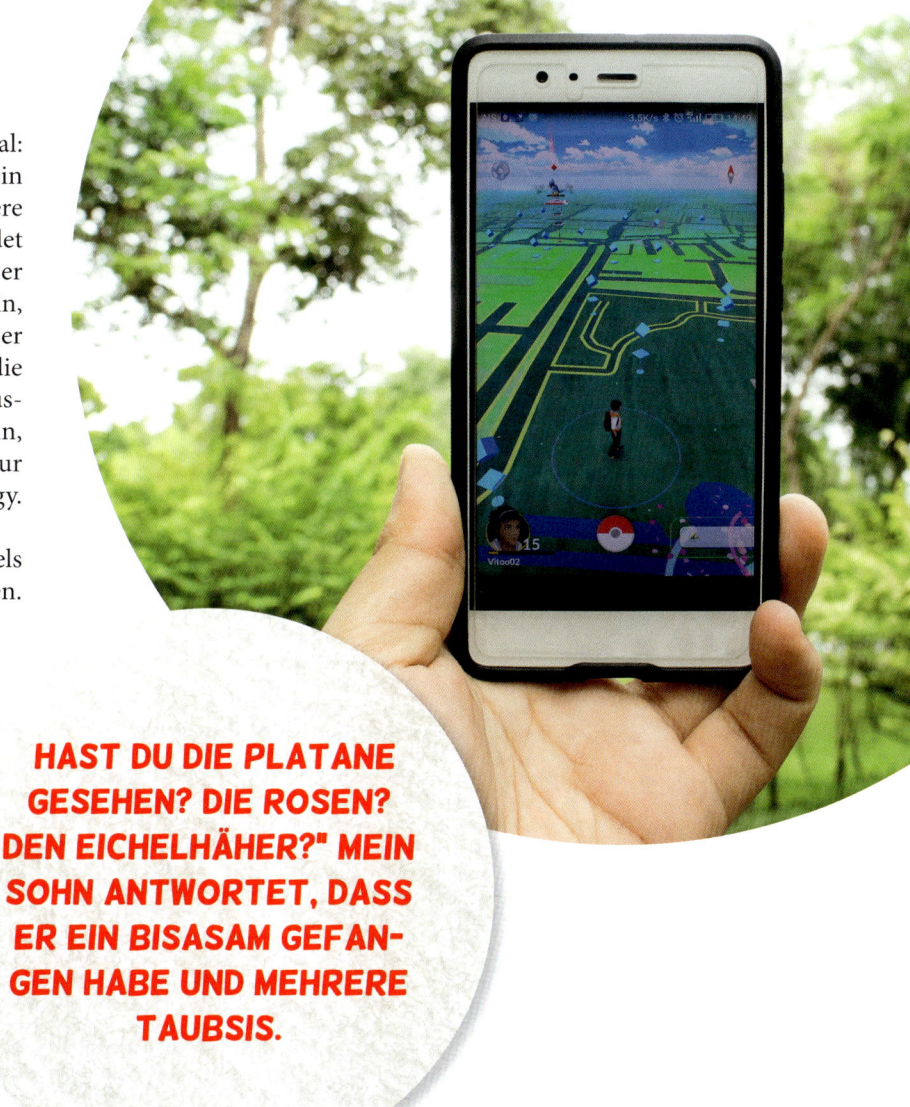

HAST DU DIE PLATANE GESEHEN? DIE ROSEN? DEN EICHELHÄHER?" MEIN SOHN ANTWORTET, DASS ER EIN BISASAM GEFANGEN HABE UND MEHRERE TAUBSIS.

LOOKING

FOR ADVENTURE

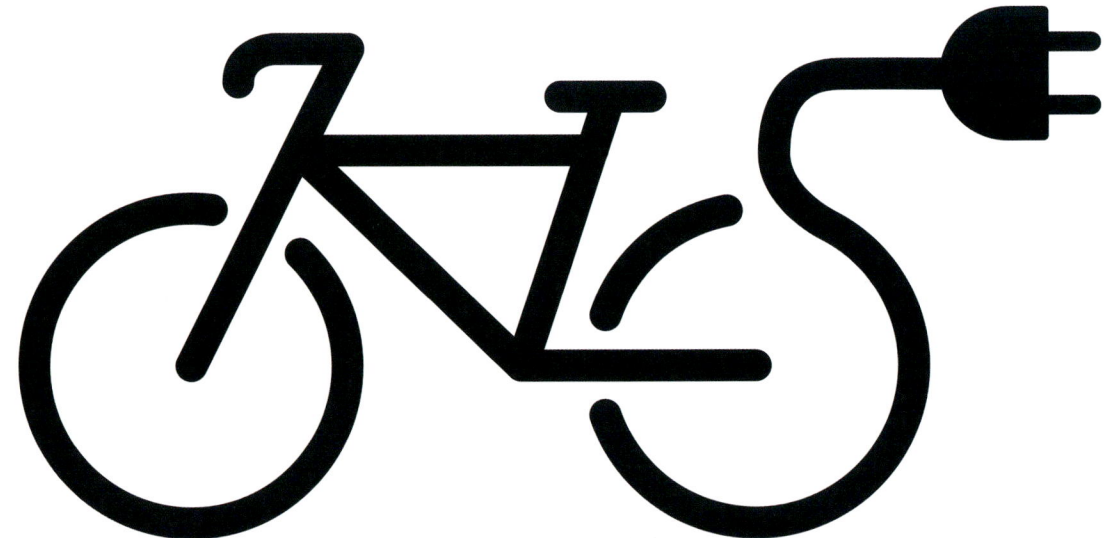

Älter werden. Die eigene Fitness. Schwierige Themen. Für Physiotherapeuten vielleicht besonders schwierig: Wir wissen um die Notwendigkeit eines gesunden Körpers, wissen bestens, wie wir uns trainieren könn(t)en, und kennen ihn trotzdem ganz gut, den inneren Schweinehund. Wir sind eventuell auch ein bisschen übersensibilisiert, wenn die Kraft (Schnell-, Explosiv-, Maximal-, Reaktiv-, Start-) mal nachlässt, oder die Kondition, oder beides.

Ich habe bisher immer gerne mit meinem Sohn Sport getrieben. Man schlägt zwei Fliegen mit einer Klappe: verbringt gute Zeit miteinander und tut etwas für die eigene Gesundheit. Kann dabei auch noch das Körper- und Gesundheitsbewusstsein des Nachwuchses fördern, den eigenen Ansprüchen an pädagogisch Wertvolles also nachkommen (und dabei voll und ganz allen gängigen Klischees über Physiotherapeuten entsprechen; es heißt hier nicht umsonst: und wieder locker lassen! Der Glossentitel ist immer auch Programm und Selbsttherapie).

SOLANGE ES GUT AUSSIEHT, IST EIN E-BIKE AB 47 PLUS VÖLLIG IN ORDNUNG.

Dünen runter – das Leben, ein Flug. Der Befund aller Beteiligten nach der Tour: Wir sind mäßig außer Atem, haben eine gesunde Gesichtsröte, die Fähigkeit zu intelligenter Gesprächsführung ist vorhanden. Appetit auf Pommes ebenfalls.

Bei so viel Glück versucht man natürlich Pläne für die Zukunft zu schmieden. Schaut sich auf Webseiten um. Findet optisch ansprechende, stylische Bikes vor; der Motor ist gut versteckt, der Akku kaum zu sehen. Ist erstaunt darüber, dass sich Kollegen aus der Redaktion auch schon mit dem Thema beschäftigt haben. Die Schlussfolgerung liegt nahe: Solange es gut aussieht, ist ein E-Bike ab 47 plus völlig in Ordnung. Doch, doch, es trainiert trotzdem.

Nachdem ich nun einige Monate einem 16-jährigen Handballspieler hinterhergeradelt bin – er kaum außer Atem, ich völlig entkräftet –, haben wir uns im letzten Urlaub entschieden, E-Bikes auszuleihen. Eine Offenbarung! Und gleichzeitig:

Grund für ein massives schlechtes Gewissen.

Das kann man doch als PT nicht machen, nicht in meinem Alter! Das empfiehlt man Patienten, die 70 plus sind. Aber die Geschwindigkeit: ein Traum. Oder besser: ein Rausch. Die Dünen rauf, die

Und bei der nächsten großen Tour haben wir fitten Best-Ager-Physios dann den entsprechenden Song auf den Lippen (und unseren Playlists): *Get your motor runnin'. Head out on the highway. Looking for adventure. In whatever comes our way. Yeah, darlin'. Gonna make it happen. Take the world in a love embrace. Fire all of your guns at once. And explode into space.*

Mein Sohn wird das Ganze wahrscheinlich genervt mit „Oooh, Papaaa ..." kommentieren und dann irgendwas von Jay-Z hören. Den mögen andere zitieren.

Sie arbeiten von früh bis spät, besuchen ständig Fortbildungen. Forschen, diskutieren, streiten. Alles zum Wohle unserer Patienten. Interdisziplinär eingebettet in Umstände, die den Rahmen mancher Glosse sprengen würden. Die meisten von uns kommen gut mit Ärzten klar. Sagen sie. Und wegen der Hoffnung auf eine bessere Zukunft wollen wir das auch einfach mal so stehen lassen. Ein Kapitel über Kollegen und den Rest der Menschheit. Über Götter in Jogginghosen, Halbgötter in Weiß und den ein oder anderen grauen Zwischenton.

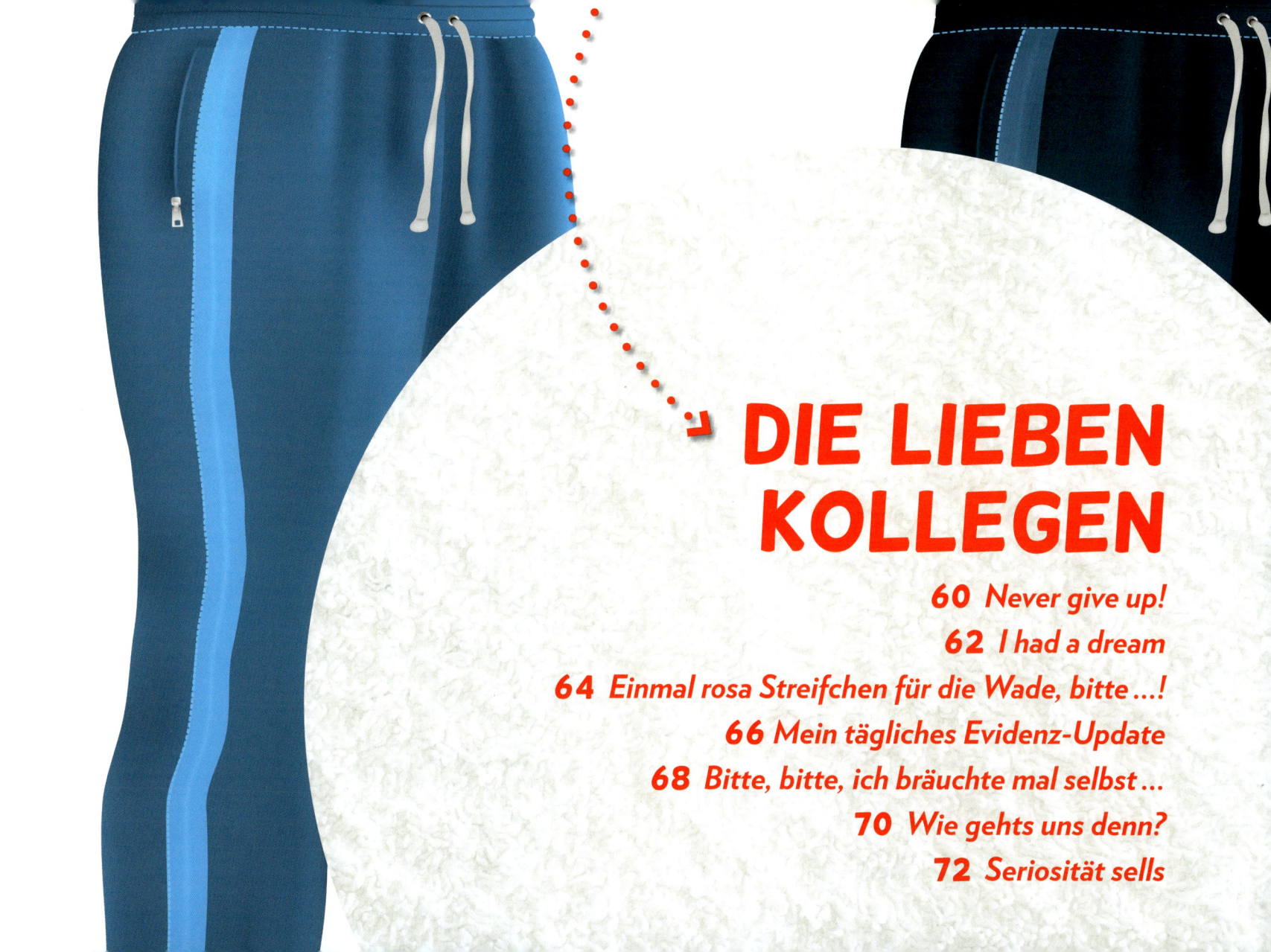

DIE LIEBEN KOLLEGEN

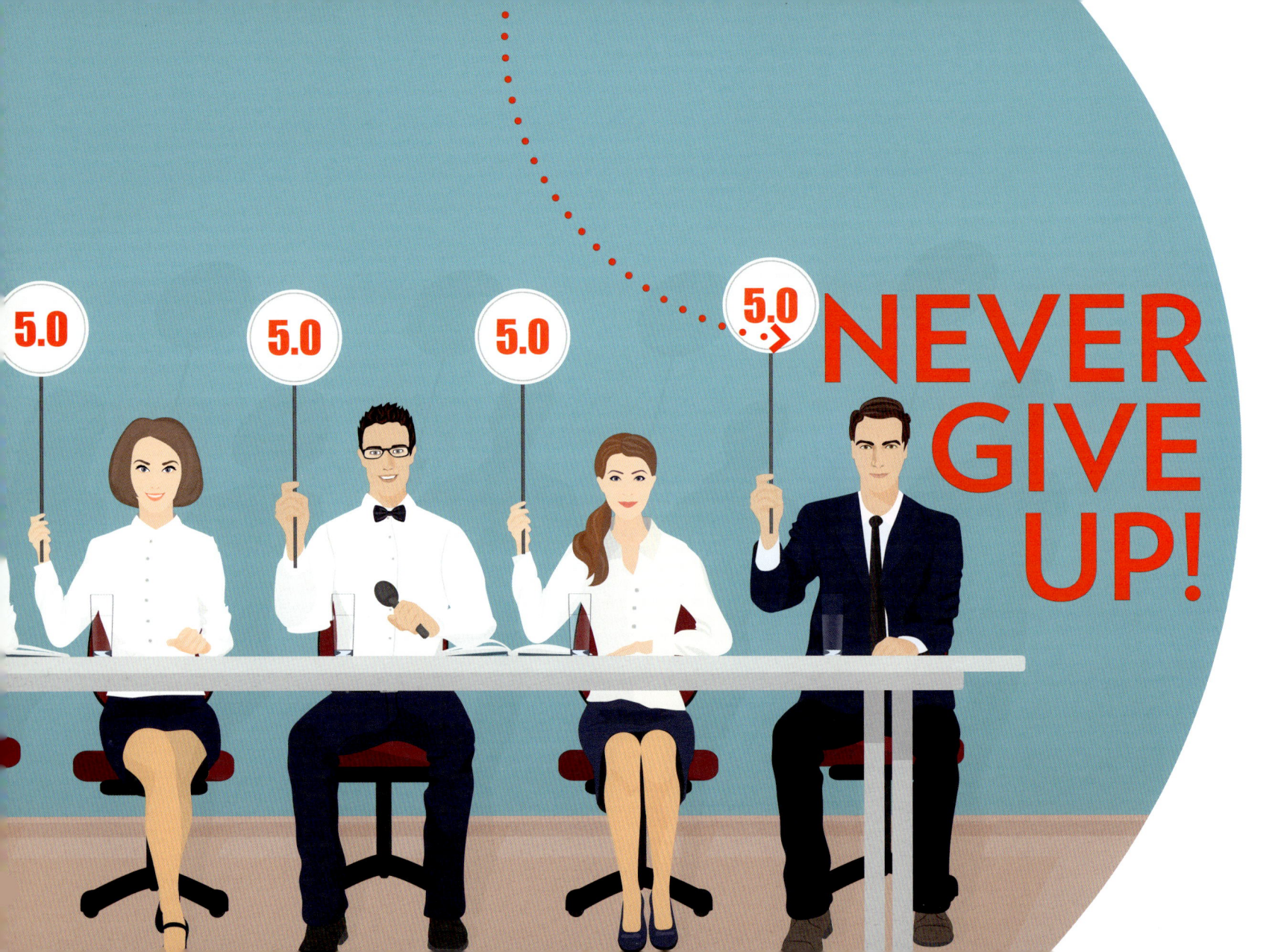

The Physio of Germany geht in die entscheidende Runde. Der Saal vibriert. Das Logo – eine silberne Hand im Lumbrikalgriff – reckt sich gen Himmel. Die hochkarätige Jury (ein Mitglied eines physiotherapeutischen Berufsverbands, ein Orthopäde, zwei Vertreter von Patientenorganisationen mit einer Stimme und ein Krankenkassenvertreter) sitzt gespannt in ihren roten Sesseln.

Kandidat H. aus R. beginnt mit seiner PNF-Performance *Vier Pattern mit dreieinhalb Extremitäten in zwei Minuten.* Er hat eine unterschenkelamputierte Assistentin mitgebracht. Mit gezielter rhythmischer Stabilisation bringt er sie (und sich selbst) innerhalb von kürzester Zeit zum Schwitzen. Dann lässt er sie mit geschickten slow reversals tanzen. Bei der letzten Contract-Relax-Aktion steht der ganze Saal.

Seine Kontrahentin S. betritt die Bühne. Es ist mucksmäuschenstill.

Sie zeigt ihre asiatisch angehauchte Choreographie

Vier elementare manualtherapeutische Techniken nach den Himmelsrichtungen – alles ist miteinander verbunden. Dafür hat sie vier Behandlungsliegen mit jeweils einem Patienten darauf in Kreuzstellung um sich herum drapiert. Eine kämpferische Musik ertönt. Mit einer geschickten Rollbewegung wirft sich S. auf das Os Sacrum des ersten Patienten, um dort kurzzeitig in einem ein-

VIER PATTERN MIT DREIEINHALB EXTREMITÄTEN IN ZWEI MINUTEN.

armigen Stütz zu verweilen. Aus dem Stütz heraus macht sie einen Flickflack und landet mit ihren Ellenbogenspitzen in den lumbalen Rückenstreckern ihres nächsten Übungspartners. Sie gleitet durch die Muskelstränge, holt Schwung, springt und kommt auf einem Behandlungshocker oberhalb der HWS von Patient Nr. 3 zum Sitzen. Hier traktiert sie im Beat der Musik für einige Sekunden, wirbelt dann mit dem Drehstuhl herum, erwischt ihren letzten Patienten am Calcaneus und schleudert ihn wie ein Lasso durch den Saal.

Die Menge fordert Zugaben. In die Jury kommt Bewegung. Der Vertreter der Berufsverbands applaudiert begeistert und erklärt dem Arzt gleichzeitig, wie medizinisch fundiert und professionell diese Vorführungen waren. Der Orthopäde fragt nach, wann denn isometrische Spannungsübungen gezeigt werden. Den Vertretern der Rheumaliga und der MS-Selbsthilfegruppen stehen Tränen in den Augen. Der Krankenkassenvertreter bedauert, dass die Versicherungen in diesem Jahr („leider, leider") wieder viel zu viel Geld für Schmerzmittel und CT-Aufnahmen ausgegeben hätten. Er freue sich sehr über das Engagement aller Beteiligten. Vielleicht könne man bei der nächsten Staffel wieder Preisgelder ausloben.

Zum Abschluss singen Nena, Xavier Naidoo und Rea Garvey gemeinsam *Nur geträumt*, während *The BossHoss* schon lange nach Hause geritten sind.

› I HAD A DREAM (FREI NACH MARTIN LUTHER KING)

Neulich hatte ich einen schrecklichen Alptraum. Ich musste durch enge Behandlungskabinen hetzen, hatte für nichts und niemanden Zeit. Ein Händeschütteln hier, eine Kurzdiagnose dort. Wie dieses Kaninchen aus Alice im Wunderland hoppelte ich an Menschen mit verständnislosen Gesichtern vorbei. »Keine Zeit, keine Zeit!«, rief ich, und »mein Budget, mein Budget …!« Veranlasste ein Röntgenbild, ließ mir von einer Praxishelferin eine Anamnese vorlesen. Setzte eine Miene des Bedauerns auf. »Ja, Sie haben tatsächlich ein schwerwiegendes Problem, da werde ich Ihnen ein Schmerzmittel verschreiben müssen. Was? Ob das hilft?

Naja, wissen Sie, das liebe Geld, das liebe Geld …, mir würde es helfen.«

Dann ging alles wieder von vorne los, wie bei *Und täglich grüßt das Murmeltier*. Nur hieß das in meinem Traum anders: Und täglich grüßt der Orthopäde. Ja! Wirklich! Habe ich echt so geträumt! »Tut mir leid, ja, schlimm, schlimm. Ich verschreibe Ihnen noch ein Schmerzmittel. Ach ja, dann würde ich Ihnen jetzt mal ein Schmerzmittel verschreiben. Vielleicht machen wir zur Sicherheit noch eine CT-Aufnahme. Doch, doch. Die wird die Kasse schon zahlen. Ich halte die ja für nötig. Physiotherapie? Nee, ganz schlecht, ganz ganz schlecht. Kostet zu viel. Wenn es gar nicht mehr geht, kommen Sie wieder, dann verschreibe ich Ihnen noch ein Schmerzmittel.« So rannte ich und rannte und rannte. Hamsterradmäßig. Bis ich schweißgebadet aufwachte.

Vögel zwitscherten. Ich kochte mir einen Kaffee, saß ein Weilchen auf dem Balkon. Fuhr dann gemütlich mit dem Fahrrad zur Praxis. Erster Termin: 8:30 Uhr. Nächster Termin: 9:00 Uhr.

Luxus.

Ein kleiner Plausch. Ein genauer Befund. Ein freundlicher Gruß. Auch hier: kein Budget, nirgends. (Wäre auch ein schöner Filmtitel.) Leere Taschen, aber irgendwie war ich dabei doch ganz glücklich …

Und während ich da so an der Behandlungsbank saß, musste ich über einen Satz nachdenken, den eine Kollegin vor einiger Zeit zu mir gesagt hatte. Sie brauche keine Vorträge von Orthopäden, sondern welche für Orthopäden. Über das, was wir so machen, wo wir Hilfe anbieten könnten, Lösungen und so'n modernes Zeugs.

Dabei fiel ich in eine Art Tagtraum, sah, wie besagte Kollegin hinter einem Arzt her hoppelte, quer durch alle Behandlungsräume, über Patienten sprang, Haken schlug und sich schließlich in einer Glissonschlinge verfing. Millisekunden später schlug sie ziemlich hart mit der Stirn auf einem Magnetfeldtherapiegerät auf. Meine Gedankenbilder waren urplötzlich verschwunden. Was mir mein Unterbewusstsein wohl damit sagen wollte?

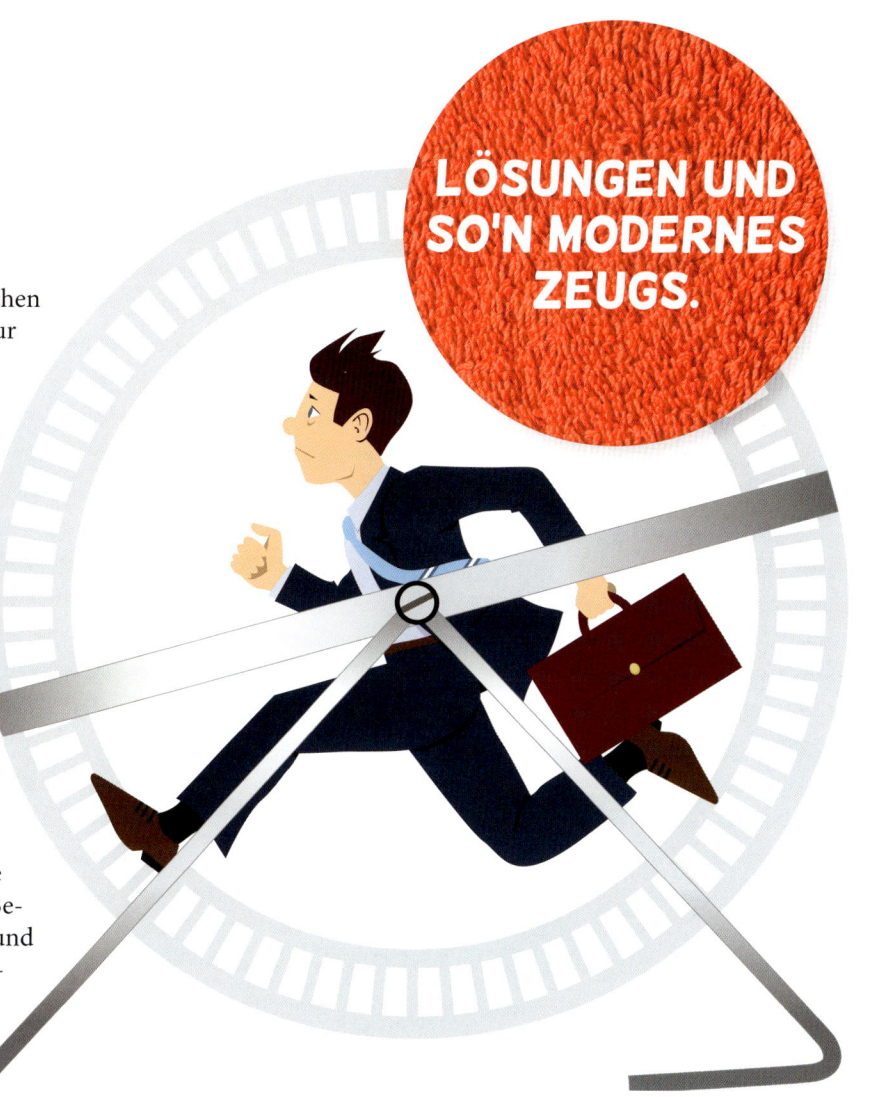

LÖSUNGEN UND SO'N MODERNES ZEUGS.

63

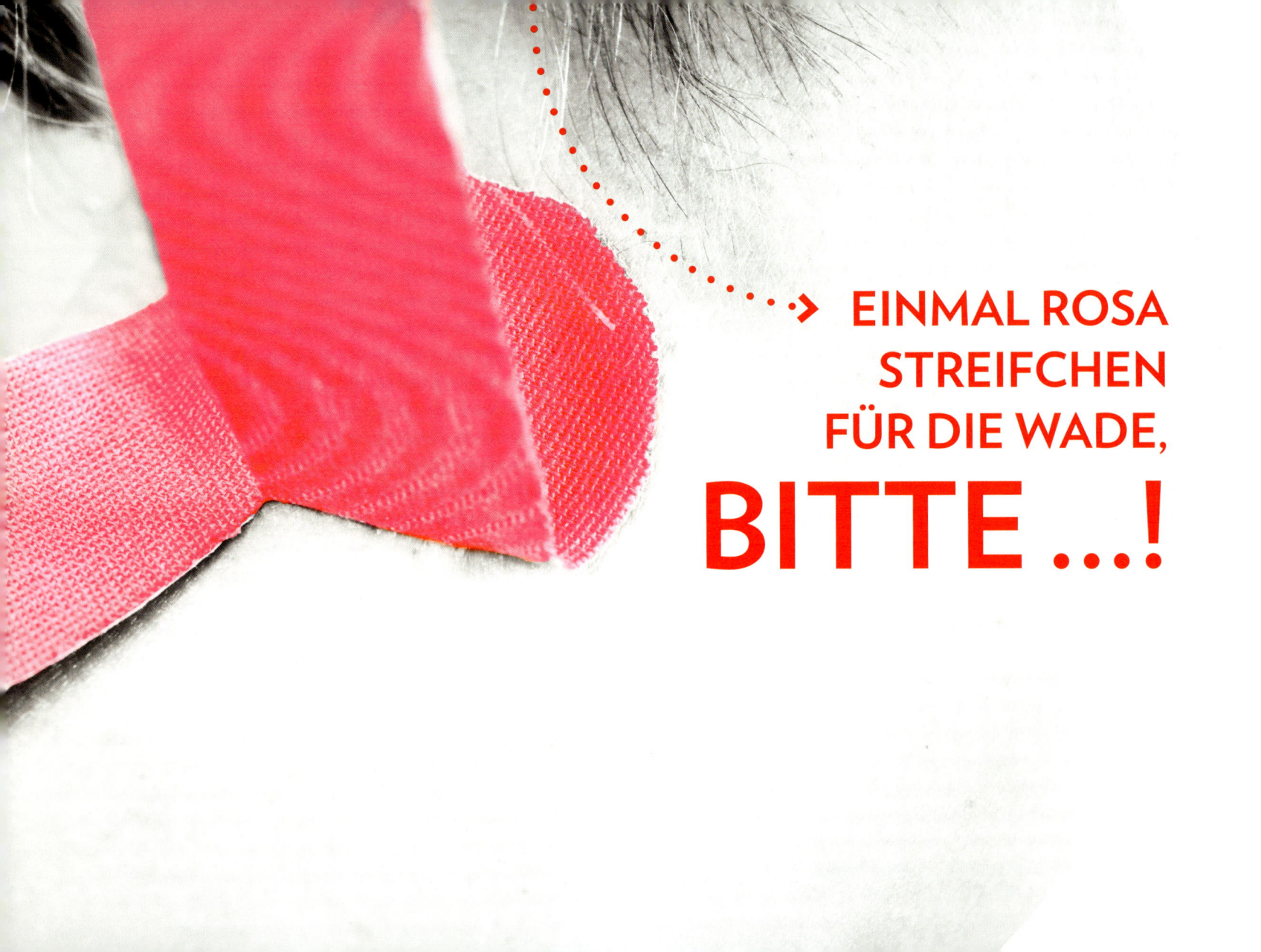

> EINMAL ROSA
STREIFCHEN
FÜR DIE WADE,
BITTE ...!

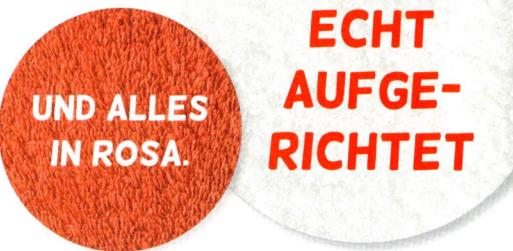

ECHT AUFGE-RICHTET

UND ALLES IN ROSA.

Wir Physios scheuen ja bekanntlich weder Regen noch Sturm, finanziellen Ruin oder das schonungslose Opfer unseres Jahresurlaubs, um ›Up to date‹ zu bleiben.

Neue Behandlungstechniken, eben erst entdeckte Knochen, nie gekannte Muskeln,

wir machen alles mit! Matt, müde und irgendwie glücklich zeigen wir unseren Patienten dann, was wir ihnen wieder Interessantes mitgebracht haben.

Das Fremdwort für dieses Verhalten, erklärte mir neulich ein befreundeter Psychotherapeut, sei ›Altsochismus‹, eine Verknüpfung aus falsch verstandenem Altruismus und Masochismus. »Die Betroffenen leiden unter dem ständigen Gefühl, nicht gut genug zu sein, dem Verlangen, die Welt zu retten und

einer gehörigen Portion, nun ja, Blödheit«,

meinte er. Überhaupt sei seine Couch voll mit Angehörigen aus den verschiedenen Medizinberufen. Obwohl er dafür gar keine Fortbildung habe. Das könnte unsereinem nicht passieren!!!

So machte ich mich also neulich auf, um eine »Fooobbbiii« in Kinesio-Taping zu absolvieren. Stolz erzählte ich meinem Sohn, dass ich jetzt lernen würde, diese bunten Streifchen aufzukleben, die Schweinis Wade zieren. Er fand das prima, wollte auch augenblick-

lich seine Beine für Experimente zur Verfügung stellen. Den letzten Ausschlag zu meiner Anmeldung hatte übrigens ein Foto in unserer Tageszeitung gegeben: der getapte M. rectus abdominis einer stadtbekannten Beachvolleyballerin.

Ja, ich würde jetzt auch in der Sportphysiotherapie tätig werden und Großes leisten! Man würde mich in der *Sportschau* hin und her flitzen sehen, geschäftig, souverän. ›Da ist er schon wieder, der Stanko, gleich neben dem Eder und dem Müller-Wohlfahrt‹. Brasilien, München, Katar. Ich würde ein physiotherapeutischer Jetsetter werden und meine – allein durch Fortbildungen entstandenen – finanziellen Unpässlichkeiten endlich loswerden …

Die ersten Probetapes legten wir dann auch wirklich an der Bauchmuskulatur an. Allerdings an meiner. Was ich irgendwie nicht so elegant fand. Meine Tapes zeigen und gleichzeitig die Luft anhalten war recht strapaziös. Und überhaupt hatte mich der Dozent als perfekte Baustelle entdeckt. Ich erhielt ein ›Remember-Tape‹ für die BWS, meine Kniescheiben wurden eingekreist. Eine Space-Technik hier, eine Sehnenkorrektur dort. Zum Schluss bekam ich eine aufsteigende Doppel-Helix aufgeklebt, von der rechten Großzehe bis zur Schädeldecke. Doch, fühlte sich ganz prima an! Echt aufgerichtet. Und alles in rosa.

Als ich nach Hause kam, musste ich erst einmal meine Freundin beruhigen. Nein, ich sei nicht im Krankenhaus gewesen, nix passiert, ich sei jetzt nur in Kinesio-Taping ausgebildet.

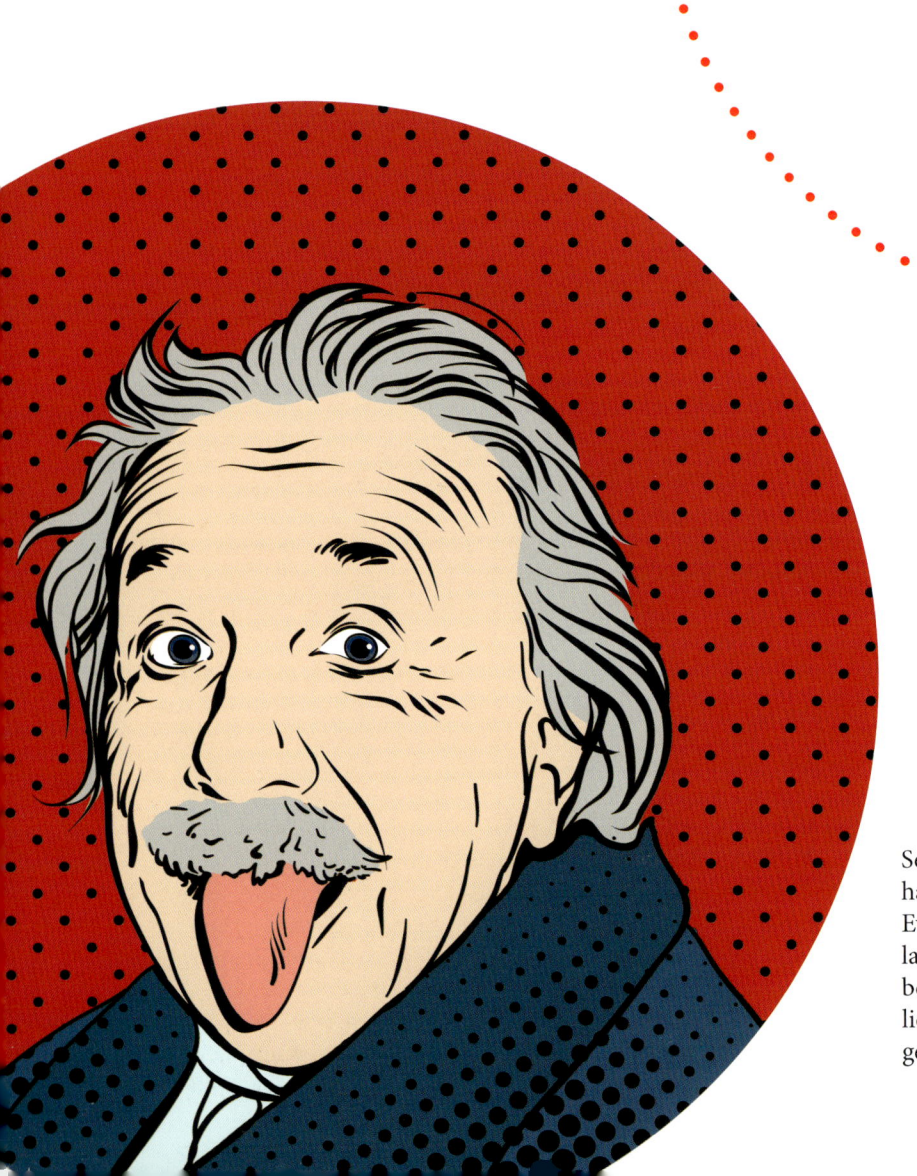

MEIN TÄGLICHES EVIDENZ-
UPDATE

Seitdem ich für die pt-Redaktion arbeite, weiß ich, dass mein reichhaltiger physiotherapeutischer Erfahrungsschatz jetzt »interne Evidenz« genannt wird. Das ist also das Wissen, das man sich in langen Jahren palpiert und erarbeitet hat. Dazu kommen die erworbene Menschenkenntnis und ein guter Gebrauch der Intuition. Ich liebe meine interne Evidenz, sie hat mir schon in vielen schwierigen beruflichen Situationen geholfen (und ebenso die wundervollen Updates der Kolleginnen um Tanja Boßmann).

MENSCHEN SIND WOHL SO GESCHAFFEN, DASS SIE GERNE ANEINANDER VORBEIREDEN.

Grundsätzlich sollte man vielleicht bei dem Thema noch mal die Frage stellen: Wer sind eigentlich Physiotherapeuten? Wir haben da zum einen die »Praktiker«, die von früh bis spät an den Behandlungsbänken stehen, Gelenkkapseln dehnen, Wirbelgelenke mobilisieren, mit Hemiplegie-Patienten (ohne Rücksicht auf die eigenen Bandscheiben) Treppen steigen und sich Kummer, Sorgen und Nöte anhören.

Ein begeisterter Kirchgänger und Ehegatte einer Patientin erklärte mir mal die Faszination, die unser Beruf auf ihn ausübt, folgendermaßen: Er finde es ganz toll, so nah »am Nächsten« zu sein; Physiotherapie sei ja sozusagen eine urchristliche Lebensform. Ich habe mir die Bemerkung »Ja, wir sind auch sehr nah am Schweißfuß des Nächsten« verkniffen.

Theorie und Praxis liegen bekanntermaßen nicht immer so nah beieinander, wie man es gerne hätte. Womit ich bei der nächsten Therapeutengruppe wäre, nämlich den Kollegen, die tagaus, tagein Datenbanken durchforsten, forschen, Ergebnisse von Studien prüfen, hinterfragen, sich also um die externe Evidenz kümmern (ebenfalls ohne Rücksicht auf ihre Bandscheiben) und häufig zu

Sätzen am Ende ihrer Artikel neigen, die ungefähr so klingen: »Ob eine passive Außenrotation in Schultergelenk von mehr als 180 Grad eine direkte Auswirkung auf eine kontralaterale Plantarfasziitis hat, muss weiter untersucht werden.«

Hier wäre jetzt der (imaginäre) Ort, an dem sich Praktiker und Wissenschaftler begegnen könnten, was im Sinne der Redaktion lobens- und wünschenswert wäre. Weitere Subgruppen, die beispielsweise daran erinnern, dass der menschliche Körper an sich, evolutionsmäßig, ganz falsch von uns benutzt wird, und die deshalb in den brasilianischen Regenwald ziehen, um dort wieder artgerecht zu leben, lasse ich jetzt mal außen vor.

Das Kernthema ist die Kommunikation: Menschen sind wohl so geschaffen, dass sie gerne aneinander vorbeireden. Außerdem signalisieren sie gerne, dass gerade ihr Arbeitsbereich ja so wichtig sei, viel wichtiger als die der anderen. Dabei könnte man so viel voneinander lernen. Oder frei nach Adenauer: Wir leben alle unter dem gleichen Himmel, aber wir haben nicht alle den gleichen Horizont. Lasst uns daran arbeiten … und sicherheitshalber schon mal nach einer Datscha in Brasilien Ausschau halten.

BITTE, BITTE, ICH BRÄUCHTE MAL SELBST ...

Als Anregung für die ganzen Diskussionen über Direktzugang oder Blankoverordnung: Ich bin der Meinung, Physiotherapeuten sollten sich selbst ein Rezept über Physiotherapie ausstellen können. Das wäre hilfreich. Während der Praxisarbeit das ein oder andere Zipperlein eingefangen? Rezeptblock zücken, draufkritzeln, unterschreiben – und die Kollegin Manualtherapeutin wird tätig.

Hier die aktuelle Variante in Demütigungen: HWS-Syndrom. Schmerzen. Kassenpatient. Volles Wartezimmer, nicht unbedingt keimfrei. Grippezeit. Menschen husten sich ihre Seelen aus dem Leib. HWS-Syndrom verstärkt sich. Drei Stunden später: Arzt drückt auf Trapezius herum. Meint, ich könne mir Schmerzsalbe in der Apotheke kaufen. Ich schlage vor, Kollegin Manualtherapeutin tätig werden zu lassen. Arzt meint: gute Idee. Ich meine: Dafür bräuchte ich ein Rezept. Arzt meint: Das könne die Kollegin doch mal zwischendurch machen. Ich überlege, ob Tritt vor Arztbein helfen könnte. Rolle stattdessen mit den Augen. Empfehle Therapiefrequenz von zweimal wöchentlich über mindestens drei Wochen. Dann gegebenenfalls Folgeverordnung. Arzt hat schwere Gewissensbisse. Wem gegenüber, weiß ich nicht; mir gegenüber wohl nicht. Er zermartert sich Herz und Hirn. Schreibt mir nach langem seelischen Ringen Rezept über viermal Manuelle Therapie, einmal wöchentlich, auf. Eigentlich wisse ich ja selbst, was ich machen könne. Meine Antwort (»Ja, aber ich komme selbst nicht dran«) überhört er.

Verabschiede mich mit den Worten: Schade, Sie waren immer ein guter Hausarzt – aber wir werden uns wohl nicht wiedersehen. Arzt schaut fragend. Ich erkläre: Ich werde den Arzt wechseln. Arzt erbleicht.

So oder so ähnlich habe ich das schon häufiger erlebt. Wenn man als Fachmann um eine Leistung betteln muss, die man braucht und die man ständig für andere erbringt, ist das nicht schön. Es nervt. Aber gewaltig. Hier besteht ein deutlicher Veränderungsbedarf.

Vielleicht hilft eine Vision: Wir schreiben das Jahr 2030. Es herrscht extremer Fachkräftemangel in der Physiotherapie. Patienten warten monatelang auf eine Behandlung. Das zuständige Ministerium hat nun erkannt, dass die Gesundheit von Therapeuten wichtig ist. Endlich kommt die Gesetzesnovelle: Die letzten deutschen Physiotherapeuten arbeiten jetzt unter prima Bedingungen. Der Gesetzgeber hat erlassen: Jeder Physiotherapeut und jede Physiotherapeutin bekommt zweimal pro Woche eine Behandlung nach Wunsch und auf Kosten der Krankenkasse.

PHYSIOTHERAPEUTEN SOLLTEN SICH SELBST EIN REZEPT ÜBER PHYSIOTHERAPIE AUSSTELLEN KÖNNEN

Und keiner macht mehr irgendwelche Sprüche über Wellness-Behandlungen.

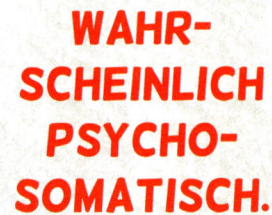

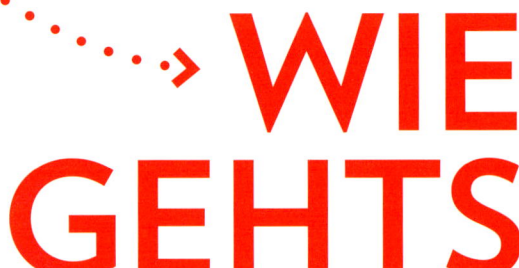

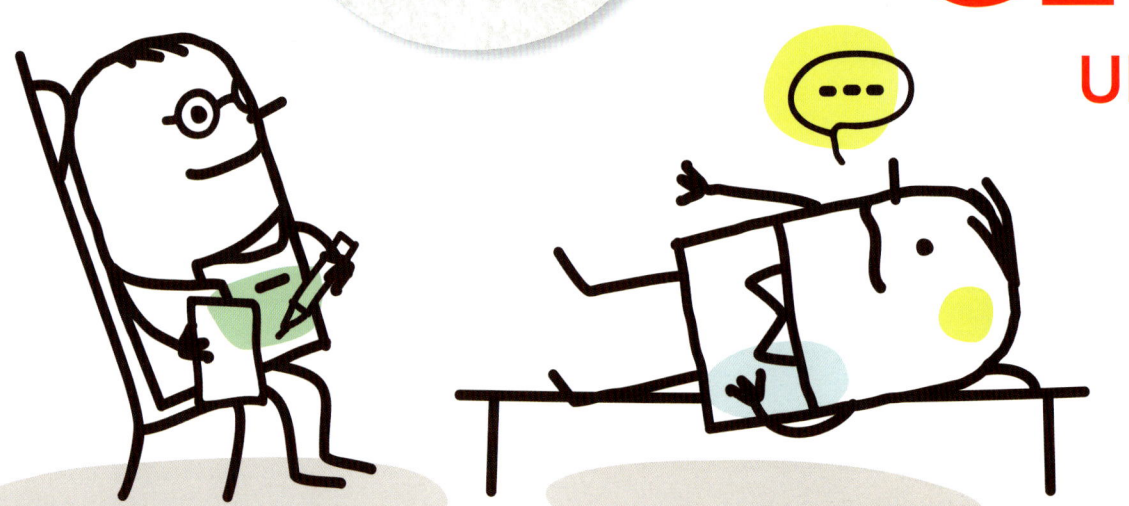

Ich hatte vor 25 Jahren mal einen Hausarzt, der mich immer fragte: »Wie gehts ihm denn?« Ich war neu in der Stadt und bei diesem Onkel Doktor und wusste erst gar nicht, wen er meinte. Da sonst niemand im Raum war, nahm ich an, dass er wohl mit mir sprach. Er war auch nicht gerade auf dem neuesten Stand der partizipatorischen Gesprächsführung: Beim Sprechen schaute er an mir vorbei, knödelte die Worte aus den Tiefen seines Schlundes hervor und trank dabei einen nicht näher definierbaren Tee. Aber irgendwie waren diese Gespräche gut. Seine Art zu fragen schuf eine Distanz zu mir selbst und ich konnte mich mit Abstand betrachten. Wir und der Doktor kamen zu erstaunlichen Ergebnissen: vielleicht die Magenschleimhaut. Wahrscheinlich psychosomatisch. Wir nehmen mal fünf Tage Abstand von der Praxis. Prima.

Abstand zu sich selbst und anderen – welch wundersame Zeiten waren das damals. Heute hätte ich schon fast drei junge japanische Touristinnen mit dem Fahrrad umgenietet, die mit ihren Selfiestangen mitten auf dem Radweg standen. Patienten wollen das positive Ergebnis nach Ellenbogenfraktur mit uns im Arm auf Facebook posten. Kollegen stellen Bilder mit prominenten Patienten auf ihre Seiten. Soziale Medien bringen uns näher zusammen, klar.

Finde ich auch positiv – meistens.

Aber irgendwann ist auch mal gut mit Nähe, Umarmungen und »Daumen hoch«. Ich möchte die Mahlzeiten meiner Freunde und die Röntgenbilder meiner Patienten nicht auf dem Smartphone sehen. Selfies beim Friseur, vorher und nachher, Leute, muss das sein? Es gab mal Zeiten, in denen der Mittelpunkt der Welt nicht der eigene Bauchnabel war.

Vielleicht sollten wir den Menschen, die wir wegen ihrer Fähigkeit zu guten Gesprächen schätzen, mal wieder das »Sie« anbieten.

SIE - DAS NEUE DU?

Frauenzeitschriften könnten fragen: Sie – das neue Du? »Wir siezen uns wieder. Das hat uns gutgetan«, würden Menschen aus Paartherapien berichten. Und die Geschichte von dem Mann, der sein Smartphone in die Ostsee geworfen hat, würde auf Partys die Runde machen. »Bewundernswert!« – »Finden Sie? Mir ist das zu fundamentalistisch!«

Kleine Übung für den Feierabend: Smartphone aus. Laptop aus. Fernseher aus. In den Spiegel schauen und mal fragen: Wie gehts ihm denn? Oder ihr? Lassen Sie Ihr Spiegelbild zu Wort kommen und hören Sie ihm zu (merken Sie, ich sieze Sie heute, Menschen, die man schätzt …). Vielleicht hat es Ihnen Erstaunliches zu erzählen.

Zweite Übung: Auf der nächsten Party verweigern Sie alle Selfies und siezen Ihre Umgebung hemmungslos. Sie werden Verwunderung ernten … und Respekt!

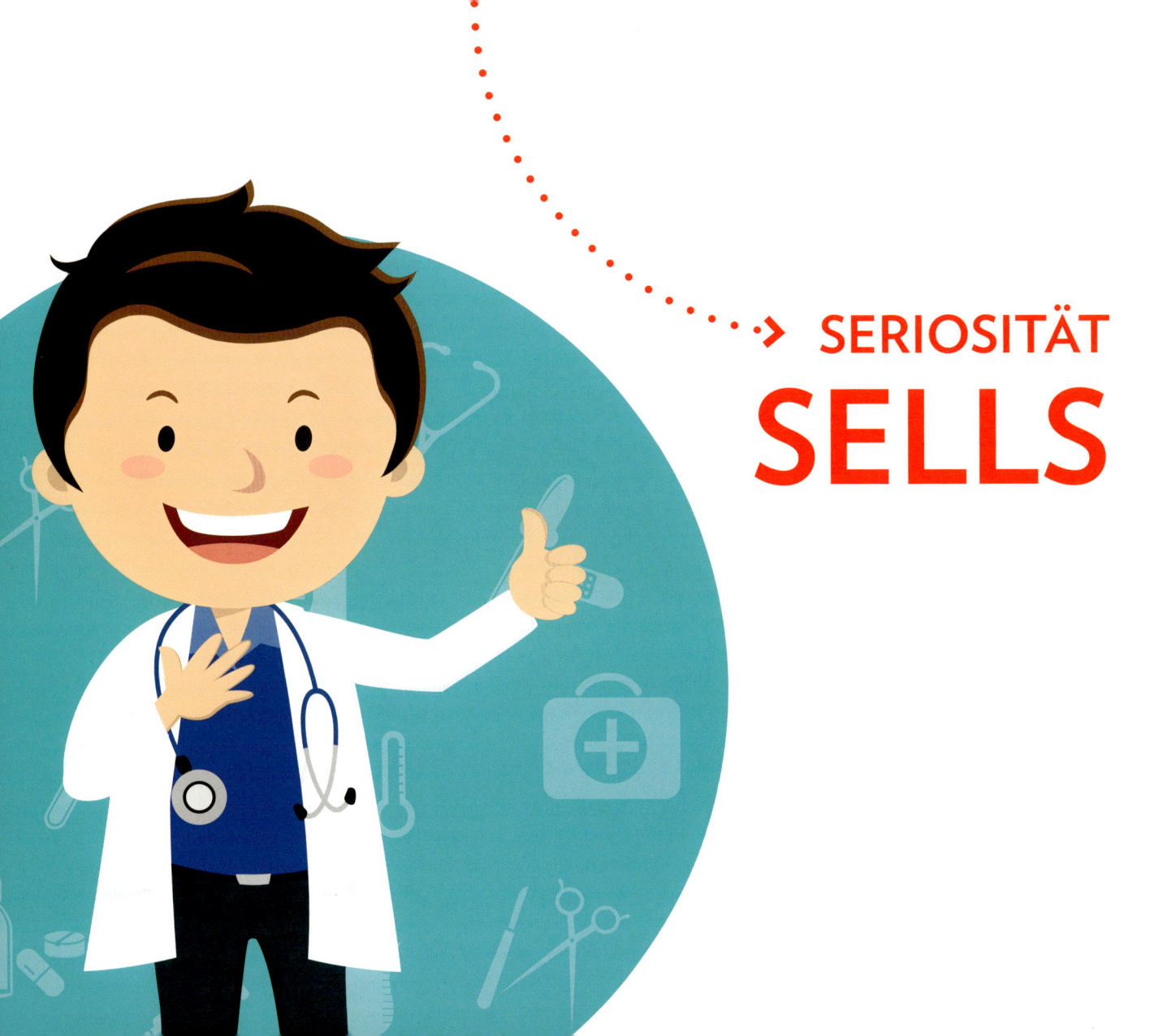

SERIOSITÄT
SELLS

Fast nackt stehe ich vor meiner Hautärztin. Vorsorge. Während ich versuche, möglichst unbekümmert zu wirken, besprüht sie meine Muttermale mit einer Flüssigkeit, schaut dann durch eine Lupe und macht sich Notizen. „Diesen hier", sie tippt mit der Fingerkuppe auf eine Stelle an meinem Bauch, „nehmen wir besser raus."

Ich bekunde Zustimmung, probiere derweil verschiedene Armhaltungen. Locker hängen lassen fühlt sich so passiv an – so, als wäre ich Patient. Bin ich ja nicht. Bin mündiger Mensch, der auf sich achtet. Vor der Brust verschränkt finde ich zu abweisend, aber eigentlich passend. Ich stehe barfuß auf einem Stück Küchenrolle und werde von einer Frau, die fast meine Tochter sein könnte, von Kopf bis Fuß beglotzt, befundet, begutachtet. Sie macht das sehr professionell.

Während der Untersuchung läuft der Bildschirmschoner der Abrechnungssoftware so vor sich hin. Eine gut aussehende Ärztin mittleren Alters, Perlenkette, rosa Poloshirt, weißer Kittel, schaut zuversichtlich in die Zukunft. Ein gut aussehender Arzt mittleren Alters, graue Schläfen, blaues Poloshirt, weißer Kittel, Brille in der Hand, schaut optimistisch in die Zukunft. Ich halte mittlerweile einen Arm in die Höhe, während die Ärztin meine Achselhöhle inspiziert und ich (zwangsläufig) ihre Halsmuskeln begutachten muss.

Neben dem PC steht ein Reklameschild für eine Hautcreme. Eine gut aussehende Frau, diesmal nicht mittleren Alters, zeigt viel Haut, während durch die Benutzung des Kosmetikprodukts so alles Mögliche versprochen wird. Ewige Jugend, nie wieder Cellulitis, und, jetzt kommt's: die Reduzierung des Oberschenkelumfangs um 3,8 Zentimeter! (Nur durch Auftragen und Einreiben!)

Mensch, denke ich, die können was, die Hautärzte.

Vielleicht könnte man sich da mal was abschauen. Während einer aufwendigen Befundung ein gut sichtbares Werbeplakat im Behandlungsraum aufstellen. Darauf jemand mit der Figur von Michael Phelps oder Tim Wiese, eine Zahnpastatube und ein kerniger Spruch: ewige Fitness, nie wieder Schmerzen und ein Plus des Oberschenkelumfangs um 3,8 Zentimeter.

Lächeln, verkaufen, fertig.

Die gewissenhafte Behandlung machen wir ja sowieso nebenbei.

Man könnte den Markt auch auf zwielichtige Muckibuden erweitern. „Ey Digga, seitdem ich die Paste hier draufschmiere, ich schwör', hab ich echt voll krass geile Muskeln gekriegt!" Das Geheimnis ist einfach: Man muss dabei seriös wirken – ein gut aussehender Physiotherapeut mittleren Alters, graue Schläfen, sportliches Poloshirt, Jogginghose, Kettlebell im Arm, schaut zufrieden in die Zukunft.

Fachkompetenz wird völlig überschätzt. Geld verdient man mit Illusionen.

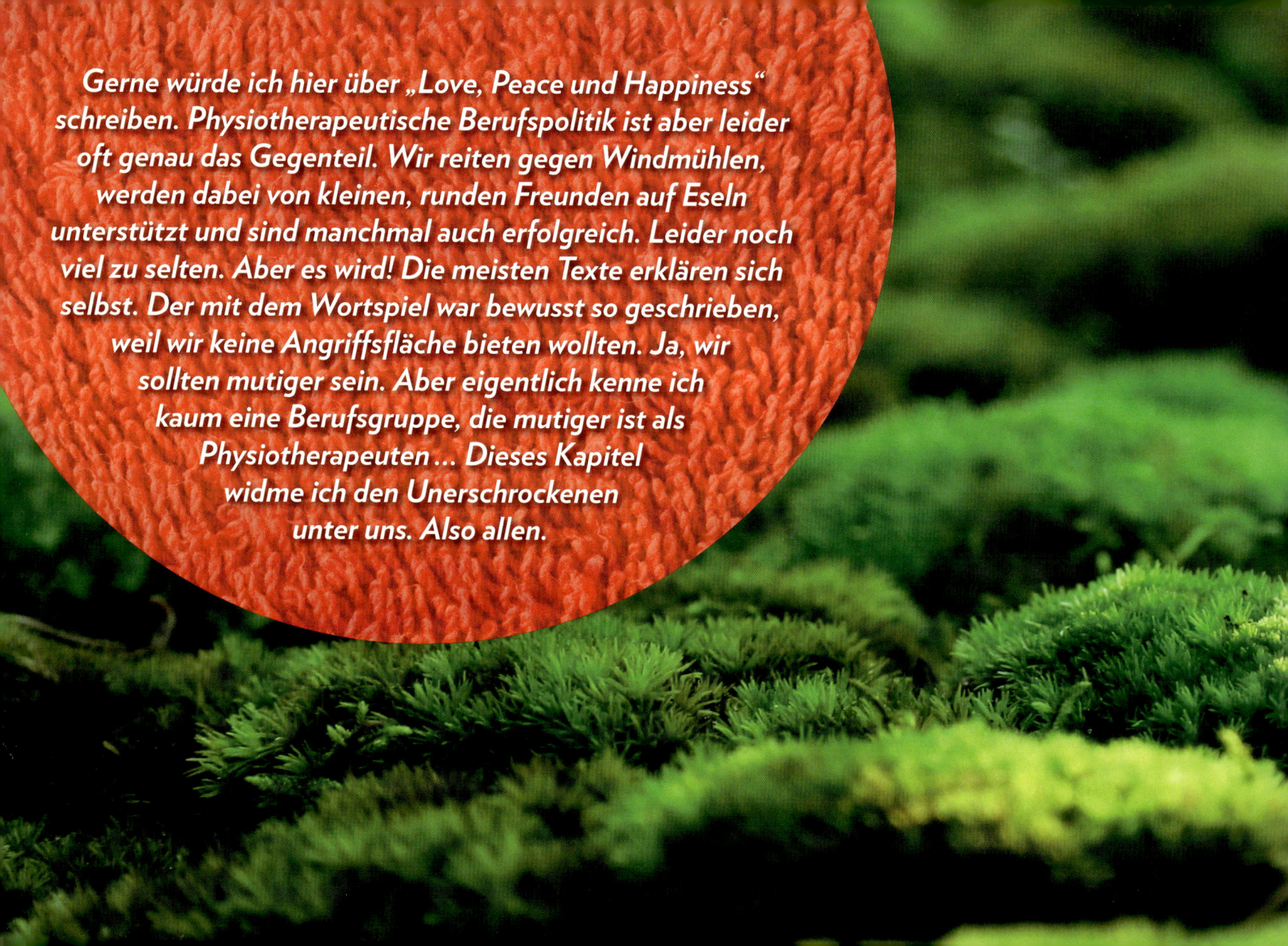

Gerne würde ich hier über „Love, Peace und Happiness" schreiben. Physiotherapeutische Berufspolitik ist aber leider oft genau das Gegenteil. Wir reiten gegen Windmühlen, werden dabei von kleinen, runden Freunden auf Eseln unterstützt und sind manchmal auch erfolgreich. Leider noch viel zu selten. Aber es wird! Die meisten Texte erklären sich selbst. Der mit dem Wortspiel war bewusst so geschrieben, weil wir keine Angriffsfläche bieten wollten. Ja, wir sollten mutiger sein. Aber eigentlich kenne ich kaum eine Berufsgruppe, die mutiger ist als Physiotherapeuten... Dieses Kapitel widme ich den Unerschrockenen unter uns. Also allen.

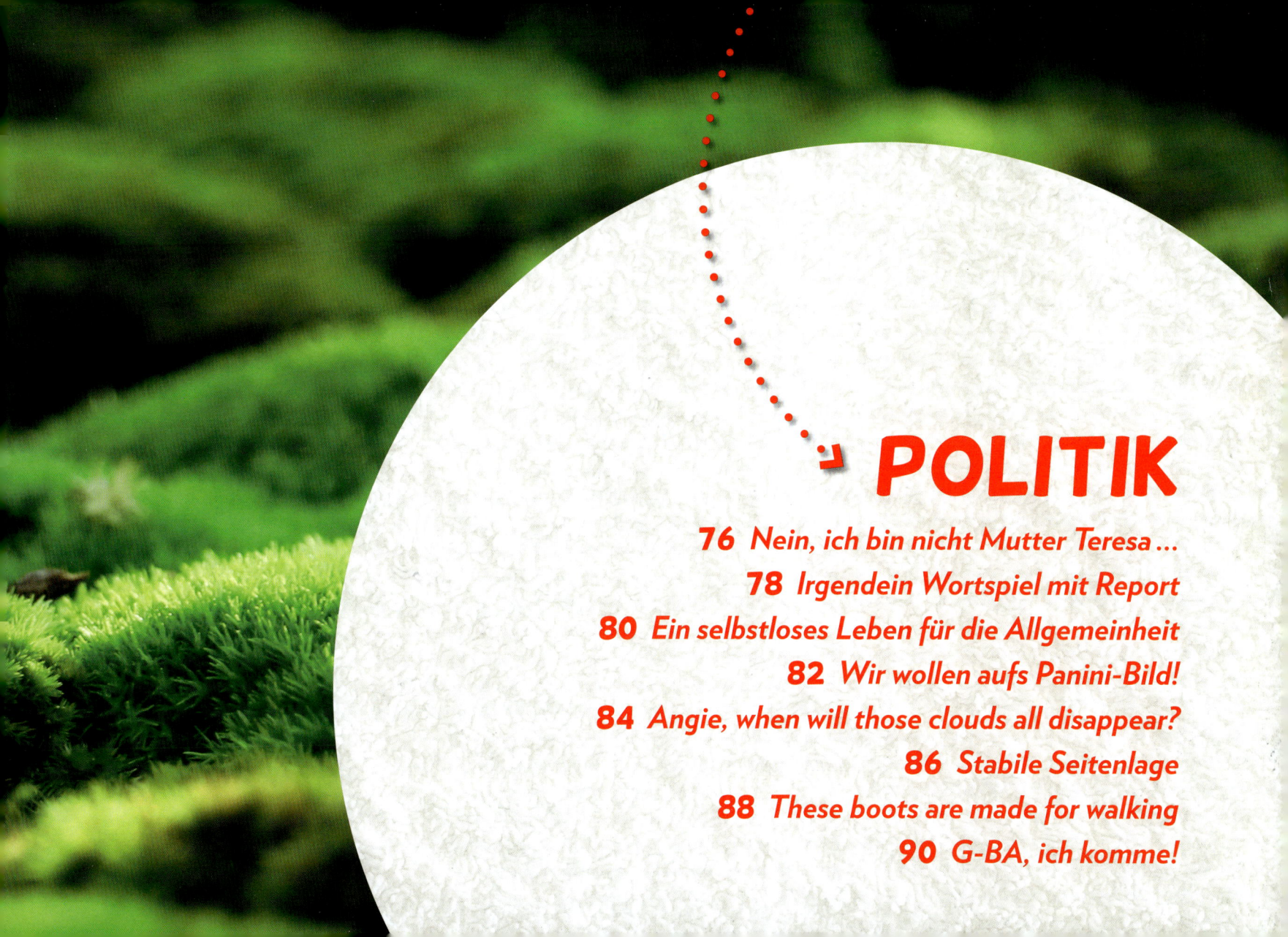

POLITIK

„NEIN,
ICH BIN NICHT
MUTTER TERESA …

… und ja, ich bin aus Fleisch und Blut, habe Hunger und Durst und brauche Pausen. Aber das hat sich anscheinend noch nicht rumgesprochen. Neulich wollte ich »mal eben« in der Mittagspause eine Fotokopie von meiner Berufsurkunde machen lassen, ich brauchte sie zur Anmeldung für eine Fortbildung, aber das nur so ganz nebenbei.

Der Herr hinter dem Tresen des kleinen Copy-Shops, der sonst auch noch Rauchwaren, Briefmarken und Lottoscheine verkauft, riss sich meine Berufsausübungsbescheinigung sofort unter den Nagel. Schaute mich dabei durchdringend an und fragte, ob ich denn in meinem Beruf auch praktizieren würde. Ich sagte „zum Teil", was ja irgendwie stimmt. Ich glaube schließlich an die Ehrlichkeit. (Meine Freundin meint dazu, dass ich hoffnungslos naiv bin.)

Dann ging der Wortschwall auch schon los.

Keine Chance, ihm zu entkommen. Man kennt das ja, diese emotional aufgeladenen Krankheitsgeschichten. Schwere Kindheit. Immer der Kleinste gewesen. Auf die Knie gefallen. Später auf den Mund. Von Chef verprügelt, dann von der Exfrau. Der Rücken, ganz ganz schlimm, und erst die Hüften und die Psyche. Schwere Depressionen. Aber was soll man machen?

Ja, was soll man da machen? Ich nickte noch halbwegs freundlich. Gab mir reichlich Mühe, meine Gesichtszüge nicht vollends entgleisen zu lassen.

Im Ausdruck mit den folgenden Interpretationsmöglichkeiten:
a) Sie schaffen das schon!
b) Das Leben ist eins der härtesten …
c) Das ist jetzt eigentlich nicht meine Baustelle.
d) Und die Fußballnationalmannschaft der Frauen? Wie hat die eigentlich gespielt?

Half alles nix,

der Mann sprach ohne Punkt und Komma weiter. Ich musste ihm schließlich die Fotokopie aus den Händen reißen. Wollte ihm dann einen „Guten Tag" wünschen. Er schaute verständnislos. „Ich dachte, Sie könnten da jetzt was zu sagen", meinte er. „Ich könnte Sie mit dem Fotokopierer erschlagen, dann wären Sie Ihre Beschwerden los", sagte ich.

Ja, das ist das Schöne an Fiktion. Man kann mal was aussprechen, was man sonst besser für sich behält. Natürlich habe ich das nicht gesagt. Ich bin ja lieb und nett und wohlerzogen. Aber schön wäre es schon gewesen! Mal Grenzen abstecken. Der Menschheit zeigen, dass man nicht für alles Elend der Welt zuständig ist. Den Ohren mal ein bisschen Ruhe gönnen. Und den Nerven.

Ist hier eigentlich irgendwo ein Physiotherapeut? Was ich nur mal so erzählen wollte … meine Kindheit ,die war ja so was von übel, und meine Exfrau, ach, und mein Rücken. Hallo? Hört mich jemand? Möchte vielleicht jemand eine Fotokopie machen? Zigaretten? Schnaps? Lottogewinn? Hallo?

A SIE SCHAFFEN DAS SCHON!

B DAS LEBEN IST EINS DER HÄRTESTEN…

C DAS IST JETZT EIGENTLICH NICHT MEINE BAUSTELLE.

D UND DIE FUSSBALL-NATIONALMANNSCHAFT DER FRAUEN? WIE HAT DIE EIGENTLICH GESPIELT?

IRGENDEIN WORT-SPIEL MIT REPORT

Heute ist mir gar nicht nach locker lassen; ich bin eher verspannt. Vielleicht könnte mal eine Leserin vorbeikommen und ein bisschen massieren, drehen oder kneten. Nicht dass ich unsere Tätigkeiten so nennen würde. Aber das ist wohl das neue Wording. Habe ich neulich im Fernsehen gesehen. Und das Fernsehen sagt ja bekanntlich die Wahrheit.

In der Redaktion ist es in den letzten Tagen ziemlich hoch hergegangen – Stellungnahmen von X, Stellungnahmen von Y. Dabei hat alles ganz lässig angefangen: Ich saß mit Wurststulle und Bierchen auf dem Sofa, ein bisschen entspannen, Feierabend machen, mal schauen, was auf der Welt noch so los ist außer Arthrose bei Meiers. Da bietet sich ja so ein Politmagazin an. Die finden immer was. Skandale. Sensationen. Menschen, die mit anderen Menschen nicht nett umgehen. Kennt man ja. Ist auch immer weit weg. Kuba, Kuwait, Afghanistan.

Dann plötzlich ein armer Kerl auf dem Bildschirm;

ich denke noch, ja, den Typ Patienten kenne ich. War schon bei zehn Kollegen, 15 Ärzten und nix hat geholfen. Beschwerden seit 30 Jahren. Ein geplagter Geist, aber nicht gerade repräsentativ, mutig, sich so vor die Kamera zu wagen. Es folgt ein »differen-

GEDÄCHTNIS-PROTOKOLL

- *Da war mal einer irgendwo.*
  ....

- *Ist wahrscheinlich schon lange her.*
  ....

- *Hat die Hälfte vergessen. Ein bisschen was dazuerfunden.*
  ....

- *Ein aus Erinnerungen zusammengestellter, fiktiver Dialog an einer Praxisrezeption.*
  ....

zierter« Ritt durch die Therapielandschaft: Fitness, Massagen, Manuelle, Osteopathie – alles gleich. Ein zusammengeschnittenes Experteninterview mit dem Resultat: Hilft alles nix. Ich hörte auf zu kauen. Dann ein ermittelndes Reporterteam unterwegs. Die Reporterin hat selbst Schmerzen, kein Physiotherapeut will ihr helfen. Warum erklärt ihr niemand, dass man mit einem Kassenrezept nicht in einer Privatpraxis behandelt werden kann? Es folgt der Höhepunkt des Films: nachgestellte Szenen mit Dialogen aus Gedächtnisprotokollen! Das Wort muss man sich mal auf der Zunge zergehen lassen: Gedächtnisprotokoll. Da war mal einer irgendwo. Ist wahrscheinlich schon lange her. Hat die Hälfte vergessen. Ein bisschen was dazuerfunden. Ein aus Erinnerungen zusammengestellter, fiktiver Dialog an einer Praxisrezeption.

Okay, was da jetzt passiert, ist nicht in Ordnung ...

Nur um es mal klarzustellen: Man darf von Patienten keine Zusatzzahlungen verlangen, die über die gesetzlich vorgeschriebene Eigenbeteiligung hinausgehen. Wer das macht: in die Ecke stellen, schämen! Und aufhören damit, sofort!

Nach der Sendung war ich ganz aufgelöst – meine Zunft, zur Hälfte Verbrecher! Meine Therapien wirkungslos! Menschen, die mit uns Physiotherapeuten nicht nett umgehen! Und ein diffuses Bauchgefühl: Wenn Wahrheit (Bericht!) und Realität nichts mehr miteinander zu tun haben, worauf soll man sich noch verlassen? Im nächsten Film ging es um den Papst. Den gibt es wahrscheinlich gar nicht.

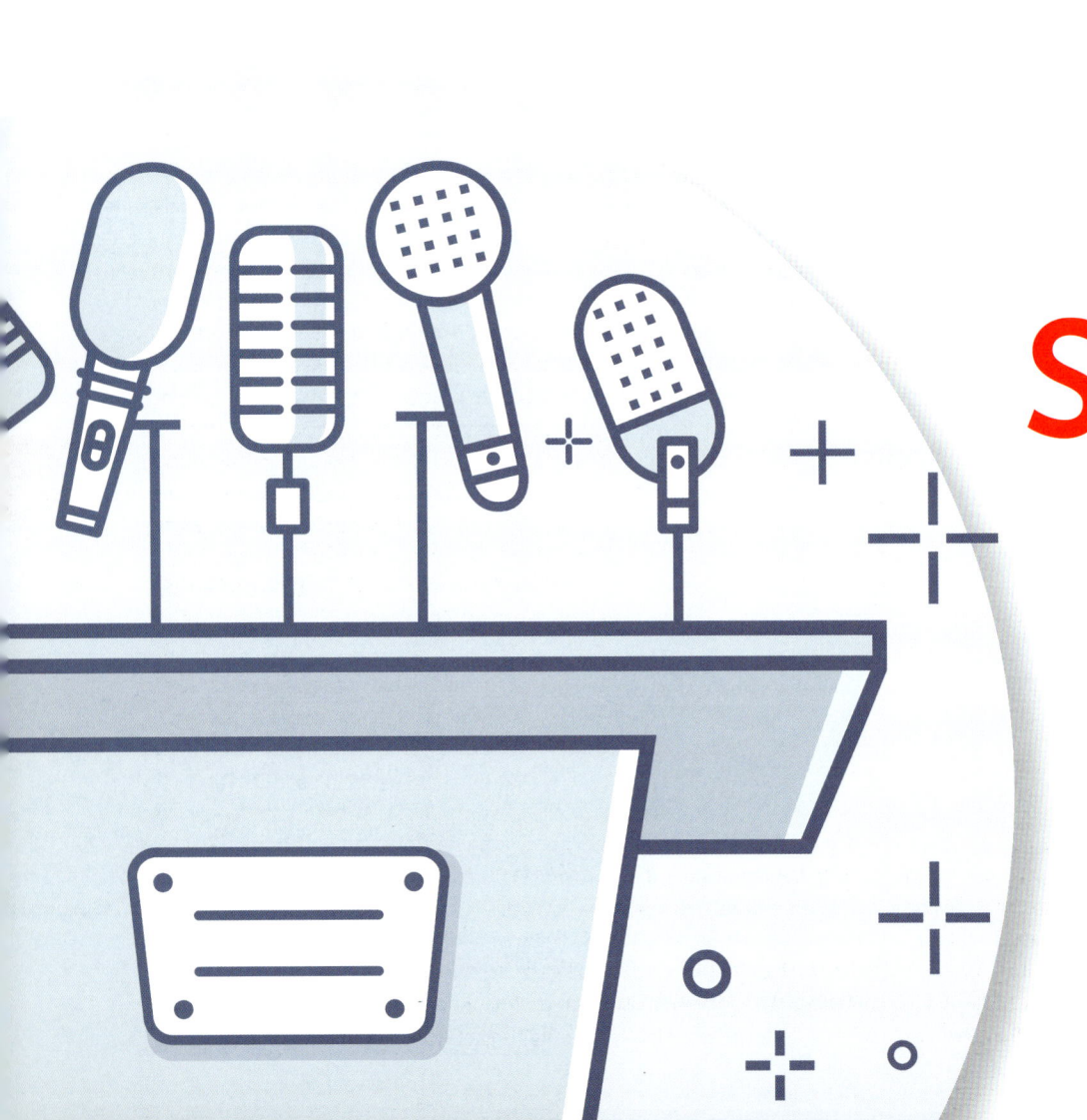

EIN

SELBST-LOSES LEBEN

FÜR DIE ALLGEMEINHEIT

Und plötzlich waren sie alle da – Stern, Spiegel, ZDF, ARD und ntv. Sogar einige Medien aus dem benachbarten Ausland. Ich saß ganz souverän vor der Sponsorenwand der pt und lächelte, nickte, begrüßte herzlich die Kollegen von der Presse: Ja, schön, dass sie alle hier versammelt seien, werde ja auch Zeit. Das Thema pressiert schon lange: die Vergütungs- respektive Nicht-Vergütungssituation in der deutschen Physiotherapie. Einige machten Bilder, andere filmten und alle stellten sie Fragen. Konsterniert, verwundert. Viele schüttelten mit dem Kopf. Wie einer (ich) das aushalten könne? Fast 25 Jahre lang für »eigentlich kein Geld« zu arbeiten.

Ehrenamtlich, sozusagen.

Trotzdem eine Familie durchgebracht! Löblich, löblich.

Es ging ein fast unhörbares Raunen durch die Menge. Ich meinte das Wort »Bundesverdienstkreuz« zu hören. Am nächsten Tag würde mich sicher Dr. Grönemeyer anrufen. Und die Kanzlerin. Und der Chef der Opposition. Alle würden sie mir zustimmen! »Haben wir schon immer gesagt: Die Physiotherapeuten sind ja soooo unterbezahlt!« Man würde mich in Ausschüsse berufen ... und ich würde in einer dicken Limousine samt Chauffeur durch Berlin fahren, mit Janis Joplins (abgewandelten) Worten auf den Lippen: »Oh Lord, thanks for buying me a Mercedes Benz, my friends all drive Skoda ...«

ENDLICH ANERKENNUNG FÜR UNSEREN JOB!

Ja, ich hätte es endlich geschafft!

Zunächst aber musste ich, weiterhin winkend, den Presseraum verlassen. Wie nicht anders zu erwarten, standen meine treuesten Patienten direkt hinter der Tür. Es gab donnernden Applaus, Unterarmgehstützen wurden in die Luft geworfen. Der ganze Flur war feierlich mit Kinesio-Tape verziert. Bandscheibenpatienten, die jahrelang unter Schmerzen gelitten hatten, klopften mir auf die Schultern. Menschen, die ehemals Halbseitenlähmungen hatten, hüpften mir vergnügt entgegen. Ein kleiner Junge zeigte mir stolz seinen Ellenbogen: »Schau mal, ich kann ihn wieder bewegen.« Nach einer komplizierten Fraktur war das alles andere als selbstverständlich gewesen. Seine Mutter hatte Tränen in den Augen. Ich auch. Gut, dass die Kameras noch dabei waren: Diese Bilder gingen um die Welt.

Mein Facebook-Account quoll über vor Kommentaren wie: »Endlich bekommen wir mal Anerkennung für unseren Job!«, »Physiotherapie forever!«, »Danke, Pezziball!« Genesene Patienten schickten Selfies von ihren Knien, Obama ein Glückwunschtelegramm.

Dann klingelte der Radiowecker. Er spielte »Nur geträumt« von Nena. Wie passend. Ich schleppte mich zur Kaffeemaschine. Es war auch noch Montag. Träume sind Schäume. Oder?

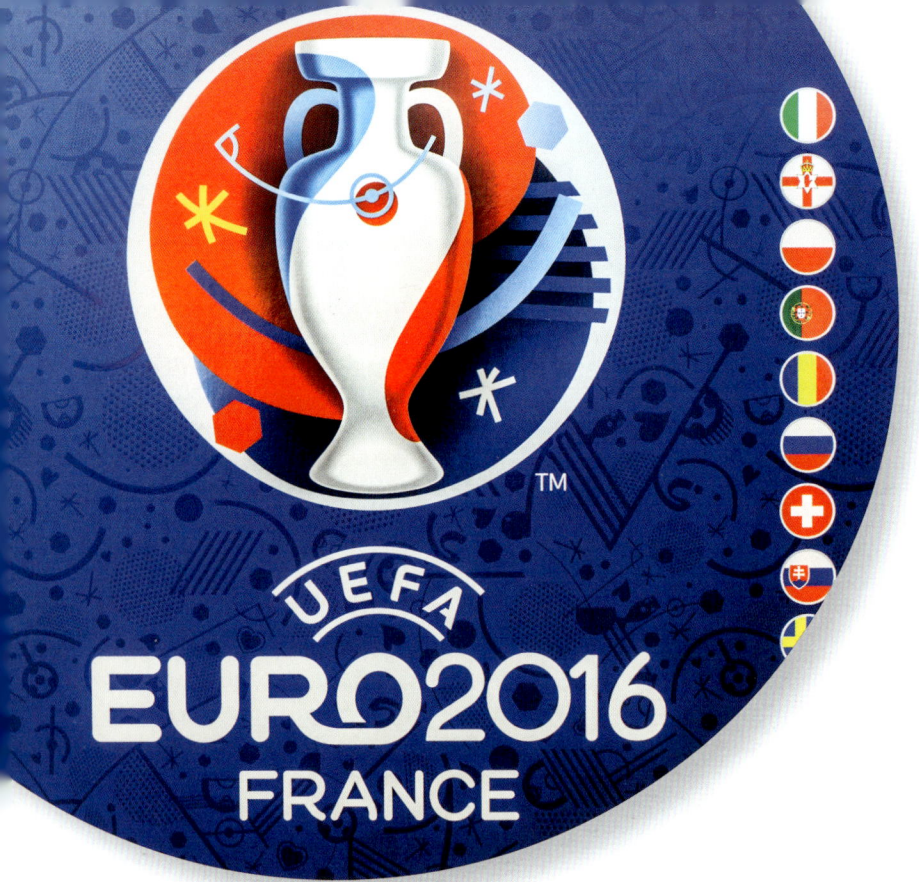

WIR WOLLEN AUFS PANINI-BILD!

Vor ein paar Tagen traf ich eine alte Kollegin. Ihr Sohn spielt in der Kinderabteilung des Handballvereins TUSEM Essen, dessen A-Mannschaft immerhin in der Zweiten Bundesliga spielt. Meine Kollegin erzählte belustigt davon, wie ihr Sohn neulich ganz begeistert nach Hause gekommen war und davon geschwärmt hatte, dass er jemanden aus der ersten Mannschaft getroffen und der sich auch noch mit ihm unterhalten habe. Seine Mutter entgegnete wahrscheinlich so etwas wie: »Cool!«, und fragte dann nach, mit wem er denn gesprochen habe. Darauf der Sohn ganz stolz: »Mit dem Physiotherapeuten!«

Kleine Jungs kann man schnell beeindrucken.

Als meine Kollegin mir das erzählte, mussten wir herzhaft lachen. Aber warum eigentlich? Genau, den Physiotherapeuten einer Mannschaft kennt man in der Regel nicht. Der ist kein Promi, nicht berühmt und gibt auch keine Autogramme – bis auf Klaus Eder vielleicht. Einige haben eine gewisse regionale Bekanntheit. Aber niemand hat je in der Sportschau gehört: »Stanko, Kniereha-bilitation, suuuuper gemacht, Schürrle, wunderbare Ballannahme, punktgenauer Assist, Götze: Tooor!!« Oder berichtete die Bildzei-tung etwa: »Endlich – Physiotherapeut Wunderhand wechselt für zweistellige Millionenablöse vom VfB Stuttgart zu Real Madrid! Der FC Bayern München ist enttäuscht, Rummenigge schweigt sich aus, Schalke meint: ›Es ist ja noch nicht aller Tage Abend, gute Physio-therapeuten kann man immer gebrauchen.‹ Nur der Pressesprecher des VfB äußerte öffentlich, man habe das so nicht erwartet. Sicher-heitshalber stelle man sich jetzt schon mal darauf ein, demnächst in der Zweiten Bundesliga zu spielen; wenn das Spitzenpersonal fehle, sei es schwierig, die Klasse zu halten.«

Tja, welche Rückschlüsse sollte man daraus ziehen? Vielleicht ein paar Plakatempfehlungen für die nächste Physiotherapeuten-Demo: · · · · · · · · · ·

Und als öffentliche Würdigung für unsere Leistungen wollen wir ab sofort nicht nur mit aufs Mannschaftsfoto, sondern auch ein eigenes Panini-Bild! Auf den Schulhöfen würde man fünf Bayernspieler plus Jogi Löw für einen Jörg Stanko bieten! Mein Navi würde dazu sagen: »Sie haben Ihr Ziel erreicht.«

WER REHABILITIERT DIE WELTMEISTER? WIR!
WER HAT KEIN STRANDHAUS IN KALIFORNIEN? WIR!
WER HAT MIT 50 ARTHROSE IN DEN FINGERN? WIR!
WER HAT MIT 50 ARTHROSE IN DEN SCHULTERN? WIR!
WER KANN SICH ALS RENTNER KEINE DAUERKARTE SEINES LIEBLINGSVEREINS LEISTEN? WIR!
WER HAT MIT 30 AUSGESORGT? WIR NICHT!
WER STEHT TAG UND NACHT BEREIT? WIR!
WER SIND DIE WIRKLICHEN HELDEN? WIR!
WAS IST VIEL WICHTIGER ALS EINE GEWONNENE FUSSBALLWELT-MEISTERSCHAFT? QUALIFIZIERTE UND DESHALB GUT BEZAHLTE PHYSIOTHERAPEUTEN!
WER WÜRDE DAVON NÄMLICH PROFITIEREN?
ALLE!

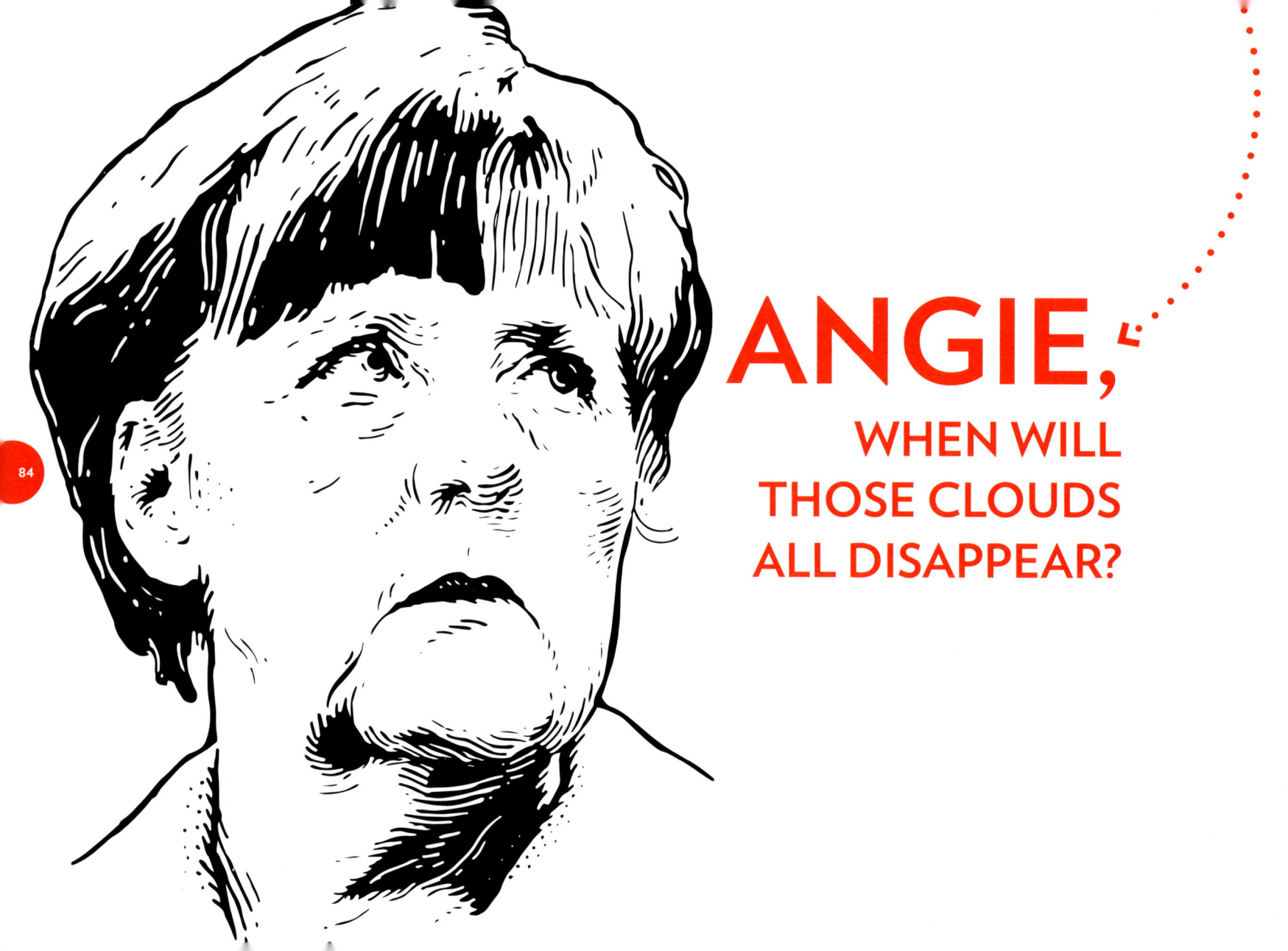

84

ANGIE, WHEN WILL THOSE CLOUDS ALL DISAPPEAR?

Wenn man mal versuchen würde, Politik in wenigen Worten zusammenzufassen, würde das ungefähr so klingen: Die Parteien helfen bei der Meinungsbildung. Es gibt die Roten, die ganz Roten, die Schwarzen, Gelben und Grünen. Die Roten mögen die Schwarzen eigentlich nicht so wirklich, regieren aber in Berlin mit ihnen zusammen. Die ganz Roten mögen eigentlich nur sich selbst und die Roten gar nicht. Die Grünen hatten vor langer Zeit mal was mit den Roten, könnten sich momentan aber auch etwas anderes vorstellen. Die Gelben, nun ja, waren früher mal von Bedeutung. Über den Rest reden wir nicht. Man sieht, ein kunterbuntes Durcheinander: Jeder hat Meinungen, Positionen, will etwas durchsetzen. Kungelt hier. Tagt da. Macht Wahlkampf. Koaliert. Vertritt das Volk. Vertritt sich selbst. Und am Ende steht irgendwann ein Ergebnis.

Demokratie wiederum bedeutet, dass man eine eigene Meinung haben darf.

Weil man mit der manchmal aber ziemlich alleine dasteht, kann man Interessenverbände bilden. Das machen alle: Industriezweige, Sportler, Taubenzüchter, Berufsgruppen. Als Verband kann man nach Berlin gehen und sagen: Hey, wir haben ein Problem, das muss gelöst werden! Man kann freundlich mit den Abgeordneten sprechen. Und wenn man Glück hat, hören die Abgeordneten auch zu. Falls nicht, kann man zum Beispiel mit Geld- oder Sachspenden nachhelfen (habe ich mal

gehört, behaupten möchte ich das nicht). Am Ende gibt es ein neues Gesetz, in dem steht dann etwa, dass Glossenschreiber nicht so um den heißen Brei herumschreiben sollen.

Nun gab es also diese phoenix-vor-Ort-Sendung mit der Kanzlerin aus Nürnberg (YouTube: »Merkel zur Lage der Heilmittelerbringer«). Eine sympathische Kollegin erklärt Frau Merkel, wie hoch Bruttogehälter von Physiotherapeuten sind und dass ein Mann davon keine Familie ernähren kann. Die Kanzlerin erwidert: »Eine Frau auch nicht«, und nickt dabei bekümmert. Sie versteht die Lage: Physiotherapeuten sind eingezwängt zwischen der Budgetierung der Ärzte und der unzureichenden Vergütung durch die Krankenkassen. Und dann sagt sie diesen Satz: »Teilweise weiß ich auch nicht, ob Sie so starke Lobbyverbände haben.« Sie werde aber mal mit ihrem Gesundheitsminister sprechen. Bei dieser Szene steigen mir die Tränen in die Augen. Die Mutter der Nation macht uns zur Chefinnen-Sache, weil die, die sich um unsere Belange kümmern sollten, nicht stark genug sind.

Da kann man nur noch versuchen, das Fremdschämen beiseitezulegen, und rufen: »Jetzt alle zusammen: ›With some loving in our souls, and no money in our coats, you know we're not satisfied, Angie, Angie, but don't say we've never tried…‹«

DIE MUTTER DER NATION MACHT UNS ZUR CHEFINNEN-SACHE

STABILE SEITEN-LAGE

Kennt ihr diese Momente? Eigentlich ist alles töfte, man geht so seinen Beschäftigungen nach, liest im Internet, überfliegt die Schlagzeilen … und plötzlich erleidet man eine mittelschwere Herzattacke. Der Blutdruck entgleist, man kontrolliert das Gelesene – doch, es stimmt, man hat sich nicht geirrt. Die Ärzte Zeitung online schreibt am 19. Januar 2016:

Die Lage der Heilmittelerbringer ist stabil.

Die Grünen hatten daran so ihre Zweifel, haben sich deshalb mal per parlamentarischer Anfrage erkundigt. Da hat sich die Bundesregierung nicht lumpen lassen, ein paar olle Statistiken hervorgekramt, ein paar neuere dazugegeben, und das Resultat ist: »Die Bundesregierung schätzt die Versorgung mit Heilmitteln als ›insgesamt stabil‹ ein.«

Da fragt man sich natürlich, was man denn in den letzten Jahren so in der pt gelesen und geschrieben hat. Fachkräftemangel. Schlechte Gehälter im Osten und Norden der Republik. Zu Tränen rührende E-Mails von Kolleginnen, die so ungefähr auf Mindestlohnniveau vor sich hin krebsen. Der akademische Nachwuchs unzufrieden. Keine Perspektiven. Abwanderung in andere Berufe. Tja.

Dann neulich noch dieser Talkshow Auftritt der Kanzlerin (*siehe »… und wieder locker lassen! Angie, when will those clouds all disappear?«*), bei dem sie unsere Situation zur Chefinnensache machte. Fast wäre ich ein Konservativer des Herzens geworden, ich und Angie, um ein Haar wäre aus uns beiden noch was geworden. Die Zeiten sind jetzt wohl vorbei. Angela, ich weiß, dass du jeden Monat meine Glosse liest, also: Zwischen uns ist erst mal Schluss, du brauchst nicht mehr anrufen, nicht mehr whatsappen, keine Mails mehr.

Nach den von der Bundesregierung zitierten hochaktuellen Daten des Statistischen Bundesamtes von 2010 (!) beläuft sich der jährliche Bruttoverdienst von »angestellten Masseuren, Krankengymnasten und verwandten Berufen« auf durchschnittlich 31.151 Euro. Bitte eine kurze Mail an mich, wer wirklich so viel verdient, das würde mich jetzt doch mal interessieren; bleibt alles anonym, kleine persönliche Gegenstatistik.

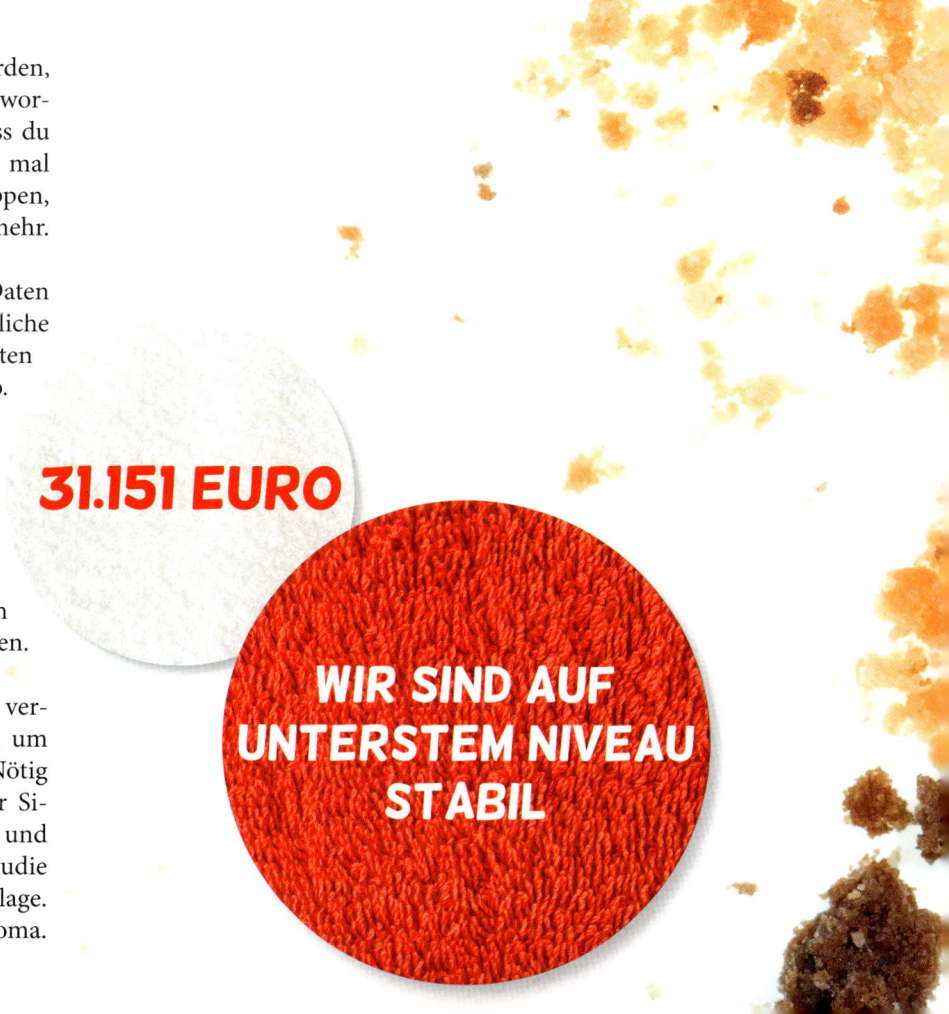

31.151 EURO

WIR SIND AUF UNTERSTEM NIVEAU STABIL

Wahrscheinlich ist es auch hier wie auf der restlichen Welt (laut Oxfam-Studie): 62 Superphysiotherapeuten verdienen mehr als die Hälfte des Geldes und der Rest teilt sich die Brotkrumen, die übrig bleiben.

Frau Scharfenberg von den Grünen meinte dann noch, sie vermisse auch Daten über die regionale Verteilung der Gelder, um »Hinweise auf Über- oder Unterversorgung zu erhalten. Nötig sei, über die Ergebnisse der Anfrage hinaus, eine Studie zur Situation der Heilmittelbringer.« Die rufe ich jetzt mal an und trage ihr meine persönliche Erfahrungs- und Beobachtungsstudie vor: Wir sind auf unterstem Niveau stabil. In stabiler Seitenlage. Im Koma.

THESE
BOOTS
ARE MADE FOR
WALKING

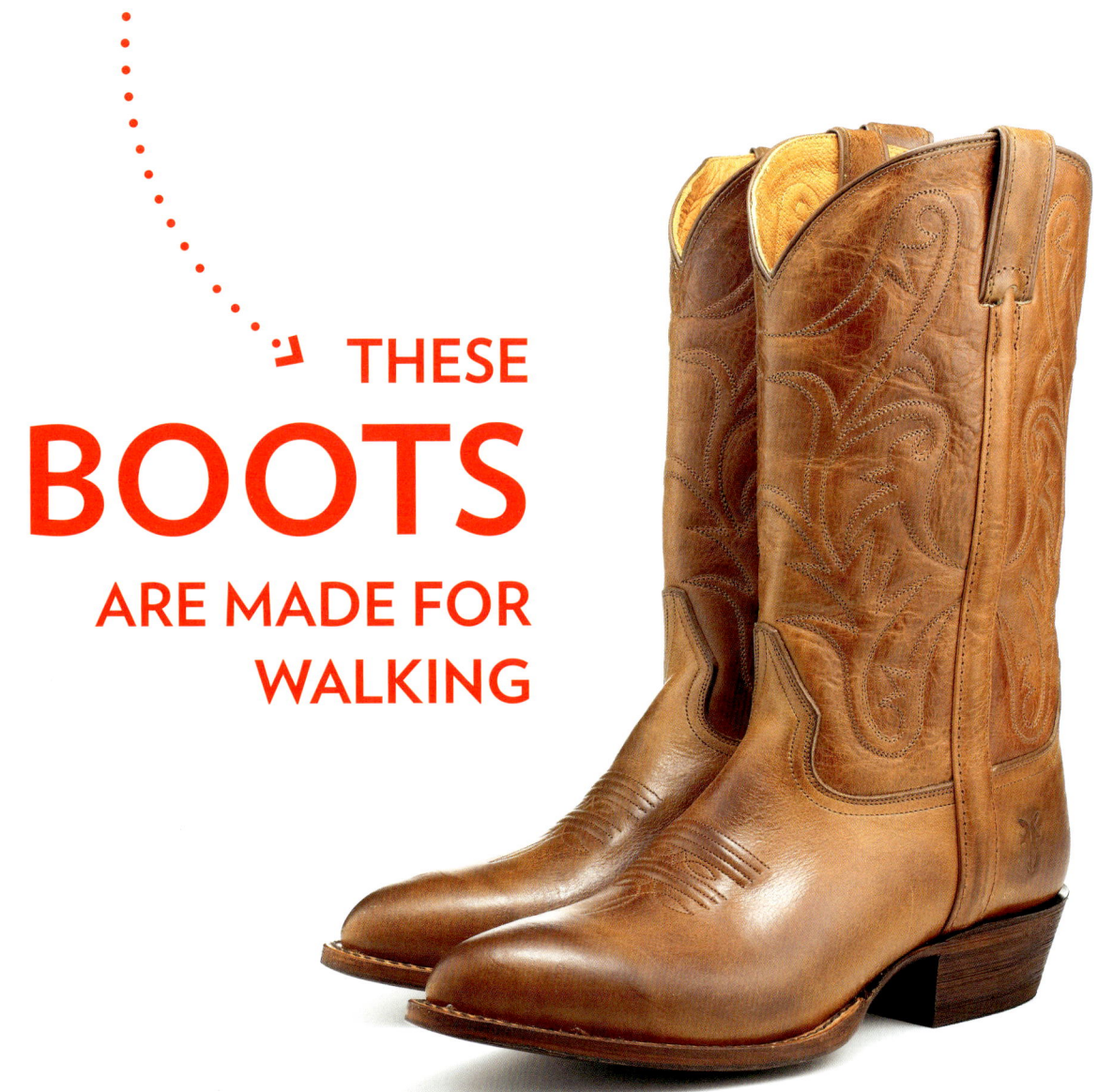

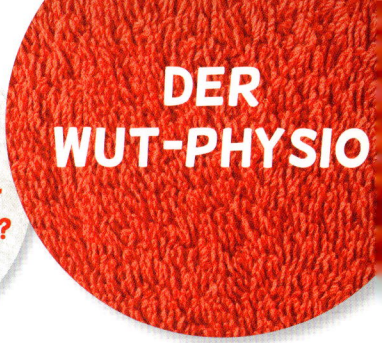

Vor einigen Wochen war ich bei einem guten Freund zu Besuch. In seinem Urlaubsdomizil, einem hübschen kleinen Ferienhaus in einer wundervollen Gegend. Eigentum. Mit Pool. Schöne hohe Hecken um den Garten. Jubilierende Vögel. Ein Fluss in der Nähe. Das Meer nicht weit. Ein perfekter Ort.

Nach einer herzlichen Begrüßung und einem Willkommensgetränk zeigte er mir die Gegend, erklärte, wer da so alles in den umliegenden Häuschen wohnt. Vorne rechts ein Dermatologe, hinten links ein Orthopäde, weiter vorne ein Arzt für Naturheilkunde. »Wir sind hier gut versorgt!« Eigentlich fehle nur noch ein Physiotherapeut – ob ich nicht auch wolle? Wollen würde ich schon, dachte ich.

Um uns nicht den Abend zu verderben, wechselte ich das Thema, statt zu einer Wutrede anzuheben. Ich erwähnte nicht die üblichen Vergütungssätze für Physiotherapeuten. Hielt mich mit einem Vortrag über Hierarchien im Gesundheitswesen zurück. Sprach nicht über Lobbyisten, die gut darin sind, ihre Pfründe zu sichern. Ich hatte ja schließlich Urlaub.

Der Wut-Physio.

Eine Spezies, die man gerne mal kommentierend unter unseren Facebook-Postings wiederfindet. Hin und wieder auch auf Therapeutendemos. Unsere Situation ist aber auch mehr als verfahren: Die Modellstudiengänge für die Therapieberufe bleiben, trotz guter Evaluationsergebnisse, weitere zehn Jahre Modellstudiengänge. Wer hat da wohl den Gesundheitsminister beraten?

Olympioniken bedanken sich im Fernsehen bei ihren Physiotherapeuten. De facto beherrscht uns aber immer noch eine Mentalität à la »Schuster, bleib bei deinen Leisten«. Ist ja schön, wenn wir gut sind und professionell arbeiten – Geld gibt es trotzdem nicht (genug) dafür. Und wenn Physiotherapeuten mal in einer Hierarchie aufsteigen und wirklich was zu entscheiden haben, ist die Gefahr groß, dass sie der Meinung sind, die Kolleginnen und Kollegen an der Bank könnten nicht mehr über die wichtigen Themen mitreden. Ein lange eingeübtes Verhalten von Machtstrukturen wird dann einfach übernommen.

Es gibt viele gute Gründe, um ein Wut-Physio zu werden. Man kommt sich manchmal vor wie ein Prediger in der Wüste, der man vielleicht auch ist: Nur gemeinsam sind wir stark. Und warum immer nur »zum Wohle unserer Patienten« auf die Plakate schreiben? Wir wollen Ferienhäuser, wie alle anderen auch! Ich weiß, dieser Satz wird Kritik hervorrufen. Selbstgenügsamkeit wird häufig als Tugend empfunden. Aber mal ehrlich, warum steht eine Berufsgruppe, die nun wirklich Gutes tut, am untersten Rand der Mittelschicht? Wenn sie nicht schon vom Rand gefallen ist.

Tja, war heute nicht ganz so locker. Also, erst mal wieder Schultern entspannen, Unterkiefer locker lassen, einatmen, ausatmen …

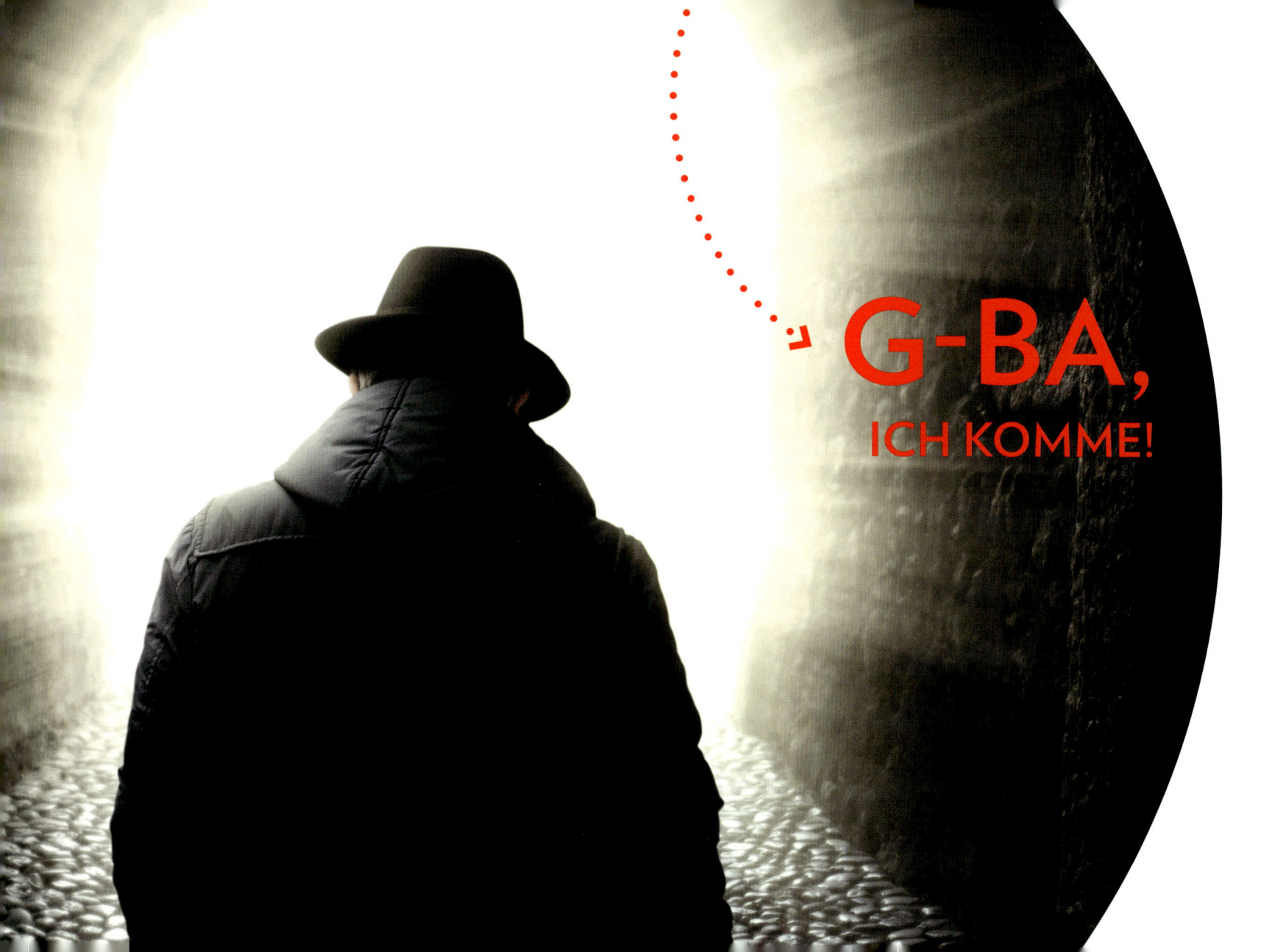

G-BA,
ICH KOMME!

Es gibt wundersame Tage. Manchmal. An solchen Tagen kommen Menschen wahrscheinlich auf die Idee, Bücher zu schreiben, mit Titeln wie „Bestell dir was Schönes beim Universum" oder „Du hast es dir verdient! Glückselig in fünf Minuten". Oder sie schreiben Songs über die Gleichheit aller Menschen, über Freiheit, Chancen und den geheimnisvollen Duft exotischer Länder.

Auf der Suche nach Zerstreuung und Ideen für eine neue Glosse stach mir eine Stellenausschreibungsempfehlung auf XING ins Auge: Ein Referent für Öffentlichkeitsarbeit und Kommunikation wurde gesucht – vom Gemeinsamen Bundesausschuss (G-BA). Kein Scherz.

Vermutlich gutes Karma.

Zumindest: eine günstige Gelegenheit mit Oha-Moment.

Für alle, die aus gutem Grund verdrängt haben, was der G-BA macht, hier ein kleines Schmankerl aus der Anzeige: „Der G-BA ist das zentrale Gremium der medizinischen Selbstverwaltung und konkretisiert den Leistungskatalog der gesetzlichen Krankenversicherung im stationären, ambulanten und zahnärztlichen Bereich."

Auf gut Deutsch: Es handelt sich dabei um jenes Gremium, das darüber entscheidet, wer wann wie viel Physiotherapie bekommen darf. Hier werden die Grundlagen gelegt für den ewig gleichen Hintergrundsound jeder Physiotherapiepraxis („Mein Arzt meint, er kann nichts mehr verschreiben, sein Budget, sein Budget ..."). Zur Erinnerung: Im Ausschuss sitzt kein einziger Therapeut.

EIN RAUNEN IM SAAL, DANN BEIFALL. ANSCHLIEßEND: VIELE FRAGEN.

Selbstverwaltung in diesem Sinne ist also, wenn andere über deine Arbeitsbedingungen bestimmen.

Was könnte man in dem Job alles erreichen, wenn man ihn nur etwas subtil angehen würde: Erst mal unauffällig bleiben. Sich hie und da ein bisschen einschleimen. Und dann, irgendwann, im Rahmen der Verkündigung einer wichtigen Stellungnahme des G-BA zuschlagen!

Freitagnachmittags, alle Abgeordneten sind schon im Wochenende. Ich, alleine mit 150 Journalisten, die für bedeutsame Tageszeitungen im In- und Ausland schreiben. Stille. Dann die Mitteilung des (gefakten) Beschlusses: Das Hoheitsrecht in Belangen der Physiotherapie haben von nun an einzig und allein Physiotherapeuten. Ein Raunen im Saal, dann Beifall. Anschließend: viele Fragen. Satzfragmente in der Luft: „Warum nicht schon früher?", „Ein Durchbruch!" Kamerateams von CNN, Phoenix und N24. Die Kanzlerin am Handy: Warum der Josef und der Hermann denn nichts gesagt hätten, das sei ja großartig! Ich nur: „Angela, das sollte eine Überraschung sein." – „Die ist dir gelungen!"

Ja, Politik. Großes Kino.

Nach meinem Auftritt könnte natürlich niemand mehr den Beschluss zurücknehmen. Goldene Zeiten wären das.

Ich werde jetzt schließen, muss noch schnell eine Bewerbung schreiben. Ihr hört von mir!

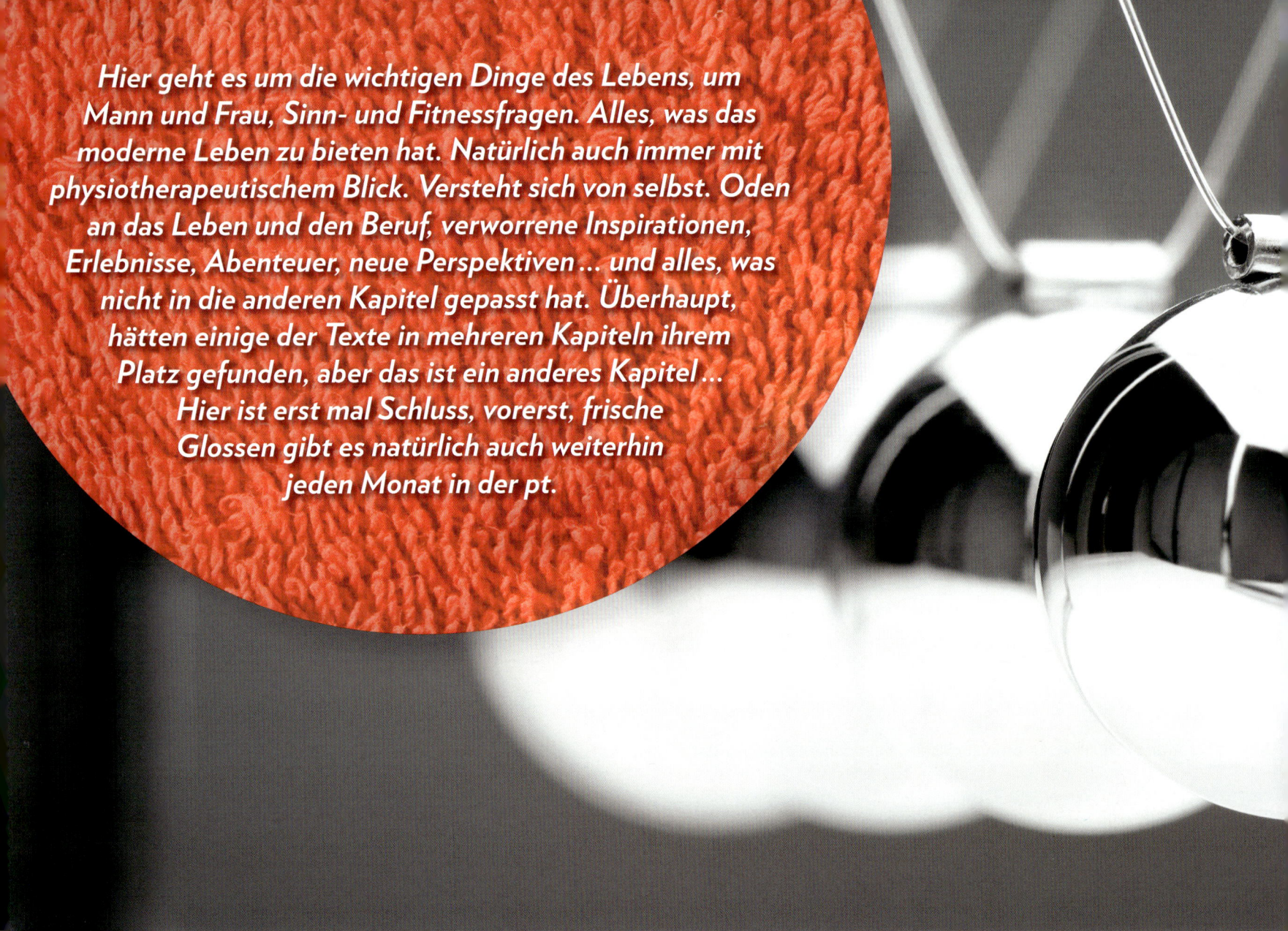

Hier geht es um die wichtigen Dinge des Lebens, um Mann und Frau, Sinn- und Fitnessfragen. Alles, was das moderne Leben zu bieten hat. Natürlich auch immer mit physiotherapeutischem Blick. Versteht sich von selbst. Oden an das Leben und den Beruf, verworrene Inspirationen, Erlebnisse, Abenteuer, neue Perspektiven … und alles, was nicht in die anderen Kapitel gepasst hat. Überhaupt, hätten einige der Texte in mehreren Kapiteln ihrem Platz gefunden, aber das ist ein anderes Kapitel … Hier ist erst mal Schluss, vorerst, frische Glossen gibt es natürlich auch weiterhin jeden Monat in der pt.

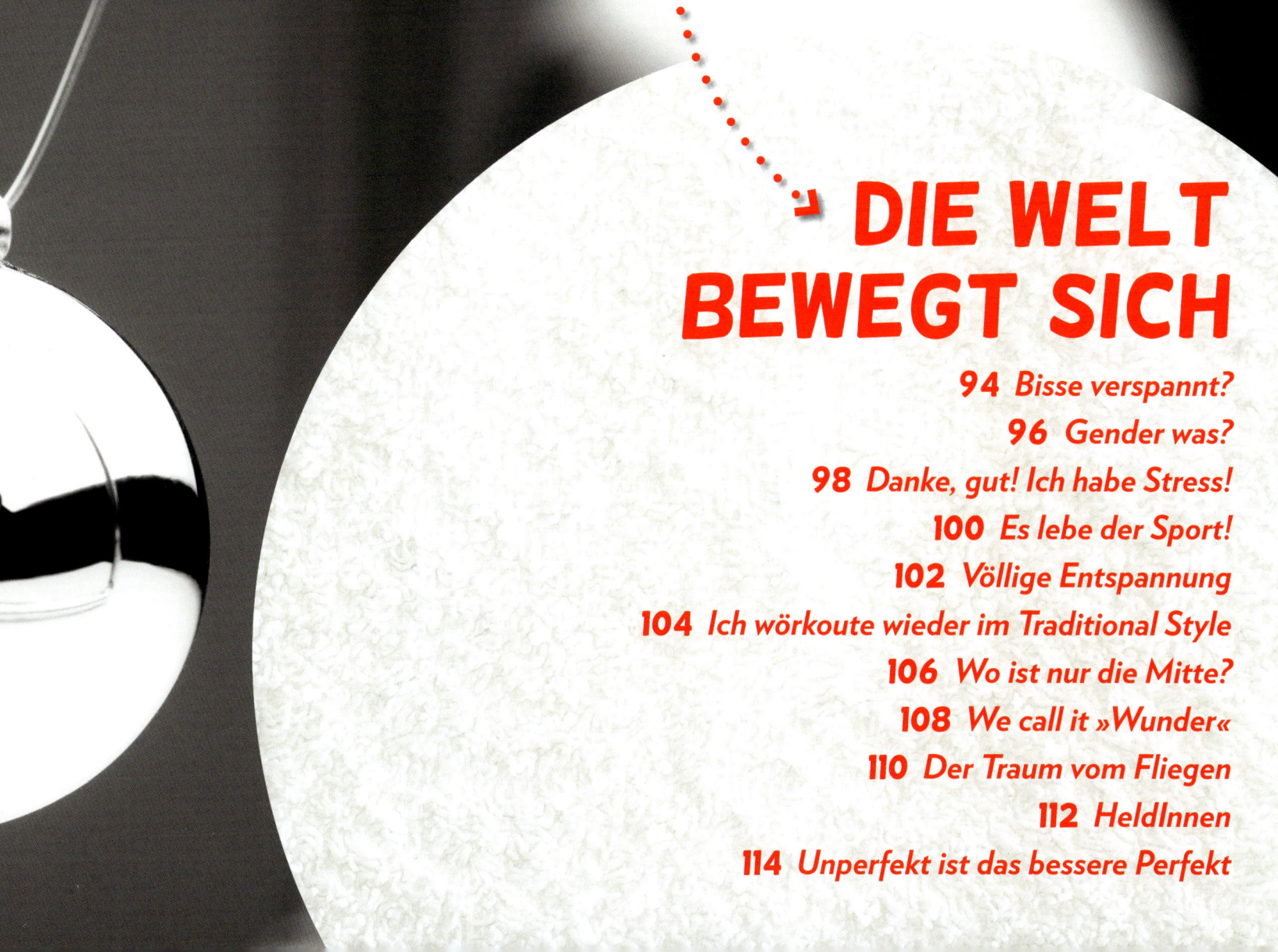

DIE WELT BEWEGT SICH

BISSE ‹······

VERSPANNT?

AUCH EIN PHYSIO BRAUCHT MAL EINEN KRAULER.

Auch ein Physio braucht mal einen Krauler. Das sind Frau Kramers Worte, nicht meine. Sie kommt seit vielen Jahren regelmäßig zur Behandlung. Meine (hartnäckigen) Versuche, ihr ein medizinisch korrektes Vokabular nahezulegen, sind bisher eindeutig fehlgeschlagen. »Ach Herr Stanko, Sie kraulen einfach am besten.«

Ja, vom vielen Kraulen bekommt man schon mal eine ordentliche Verspannung – auch innerlich. Und dass mir die Ohren vom vielen Zuhören sausen (so ein Mississippi-Geräusch), ich ständig motivieren muss und emotional Anteil nehme, ist auch nicht unbedingt verspannungslindernd.

Wenn ich meiner Freundin abends von meinem Stress erzähle, erzählt sie mir von ihrem und fragt mich, ob ich sie nicht kraulen könnte, nur so ein bisschen, am Rücken. Und mein Hausarzt versichert mir, dass er mir im übernächsten Quartal drei Behandlungen aufschreiben könnte.

Da bleibt mir also nur noch der Gang zur Thai-Massage. Eine freundlich lächelnde junge Dame fragt mich »Bisse verspannt?« Ich nicke und darf mich auf eine rosa Matratze legen. Im CD-Player läuft in Endlosschleife eine Scheibe mit – vermutlich –

thailändischer Schlagermusik.

Nicht unbedingt entspannend, aber irgendwie lustig. Draußen rattert die Straßenbahn vorbei. Der Ellenbogen meiner Masseurin befindet sich gerade irgendwo zwischen meinen Lungenflügeln. Warum haben die hier keine Beißkeile? Der Druck lässt kurzzeitig nach. Ja, ist die wahnsinnig? Jetzt robbt die Frau auf allen Vieren auf mir rum, bohrt ihre Knie in meine rückwärtigen Oberschenkel und ihre Ellenbogen kommen mir mittlerweile vorne am Brustkorb wieder raus. Puuh! Sie steigt ab. Gott sei Dank! Bevor ich mich erholen kann, reißt sie mir die Arme nach hinten, bis zur Vollkobra, obwohl ich eigentlich nur Halbkobra kann. Es kracht fürchterlich.

Ich verlasse lebend (was mich selbst ein wenig verwundert) das Massageinstitut. Fühlt sich gar nicht so übel an. Alles klebt ein bisschen. Meine linke Schulter hängt jetzt da, wo vorher mein Blinddarm war und mein Kreuzbein liegt direkt über der rechten Kniescheibe. Es könnte schlimmer sein. Hauptsache mal gekrault werden!

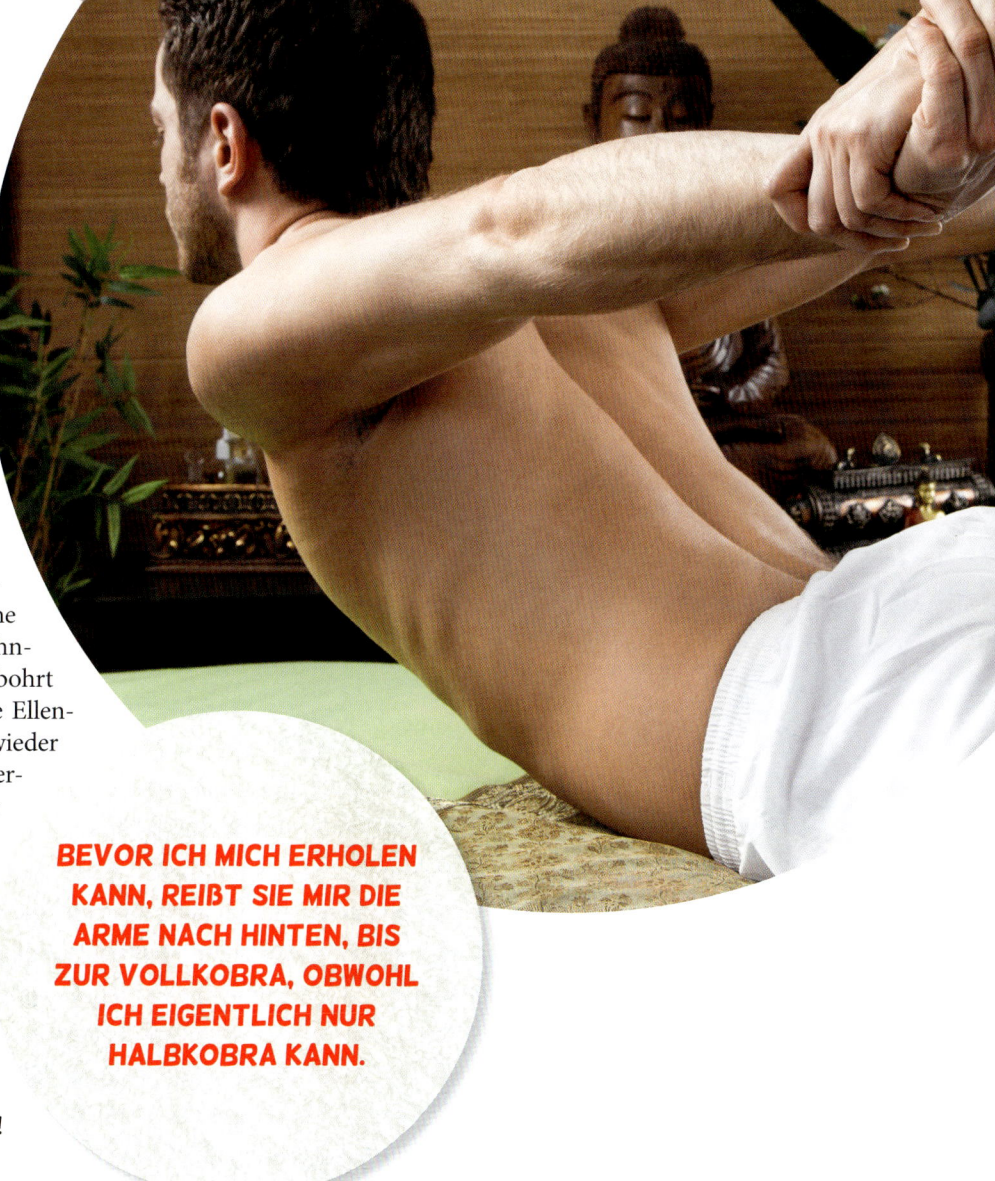

BEVOR ICH MICH ERHOLEN KANN, REIBT SIE MIR DIE ARME NACH HINTEN, BIS ZUR VOLLKOBRA, OBWOHL ICH EIGENTLICH NUR HALBKOBRA KANN.

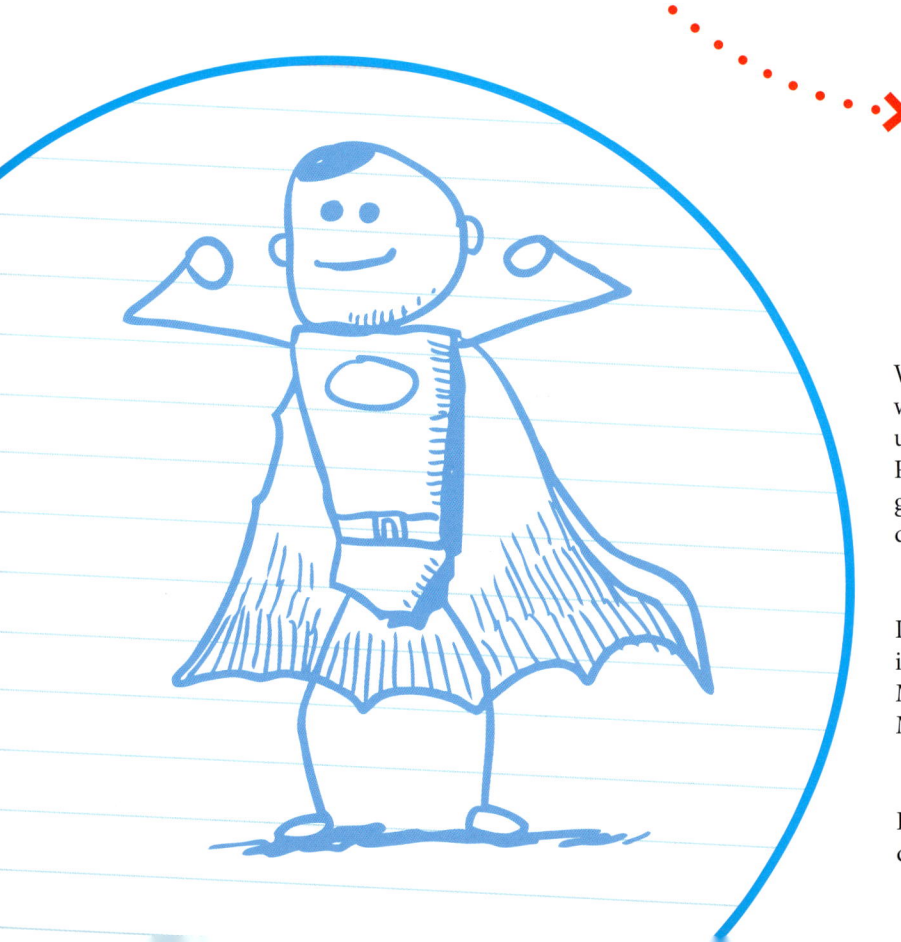

GENDER WAS?

Wir (männlichen) Physiotherapeuten sind ja ganze Kerle. Auch wenn der Rest der Welt im Gender-Mainstream davonschwimmt und das Trinken von Kaffee aus Blechtassen, nach einem hartem Ritt durch die Prärie, längst als anachronistisch gilt – vor allem bei gleichzeitigen Verzehr von Speckbohnen und Zigaretten –, so bleiben doch gerade *uns* die traditionellen Werte der Männlichkeit erhalten: Muskeln, Sport, Kraft und Ausdauer.

Irgendwie tröstlich, wenn man(n) nicht gerade auf Stöckelschuhen in einer Let's dance-Jury landen möchte. Die letzte Bastion der Männlichkeit: Physiotherapie! MTT, Muskelumfänge messen, Muskelbäuche palpieren, und unter der Theke mal ein Eiweiß-Shake verscheuern. Alles bei uns! Super, oder?

Das gibt ein bisschen Sicherheit und Nestwärme, in Zeiten, in denen zum Beispiel von Judith Butler, einer Grande Dame der

Genderforschung – wobei Grande *Dame* jetzt vielleicht nicht so ganz das richtige Wort ist, nehmen wir doch *Grande Mensch* – behauptet wird, dass es Willkür wäre, wenn Menschen nach ihren Geschlechtsteilen sortiert werden. Genauso gut könnte man die Größe nehmen, oder die Haarfarbe.
Die seien genauso wichtig oder unwichtig.

Da gerät mein Weltbild schon irgendwie ins Wanken.

Tatkräftig habe ich nach der Lektüre des *ZEITmagazin*-Artikels „*Was macht einen Mann zum Mann?*" meinen Sohn geschnappt, ihm von kommenden, schweren Zeiten berichtet und einen Plan entworfen, wie wir diesen am besten begegnen sollten:
Muskeln! Sport!

Bei meinen Sohn rannte ich damit offene Türen ein. Im Gespräch mit meinem inneren Schweinehund musste ich schon mehr diplomatisches Geschick aufbringen. Mit dem Versprechen „Nach dem Joggen bekommst du auch ein kleines Bier", habe ich ihn

WAS MACHT EINEN MANN ZUM MANN?

schließlich rumgekriegt. Zusätzlich zum Laufen standen Bankdrücken, Liegestütz, Bauchmuskeltraining, Pectoralis und Biceps isoliert auf dem Programm – achtmal die Woche, mindestens. Sonntags gab es eine Extraportion Eiweiß. Und wir arrangierten kleine Wettbewerbe im Armdrücken. Nach dem ersten Wettkampf befühlte mein Stammhalter meinen Biceps, und meinte, „Paps, du hast halt Muskeln in den Beinen", nach sechs Wochen Hardcoretraining und erneutem Papationsbefund urteilte er immerhin „Klein, aber oho!"

Ja, soweit kann man(n) kommen, auch wenn man Anfang der 80er den *Tod des Märchenprinzen* gelesen hat und Alice Schwarzers Werk *Der kleine Unterschied und seine großen Folgen* immerhin im Bücherregal stehen hatte. Als einstiger Wollsockenträger von Anno Tuck werde ich mich demnächst womöglich mit hypertoner Brustmuskulatur und dem Satz „Einen schönen guten Tag, ich bin ihre männliche Physiotherapeutin!", durchschlagen müssen. Vielleicht wäre es doch langsam Zeit für meine erste Sylvester Stallone DVD.

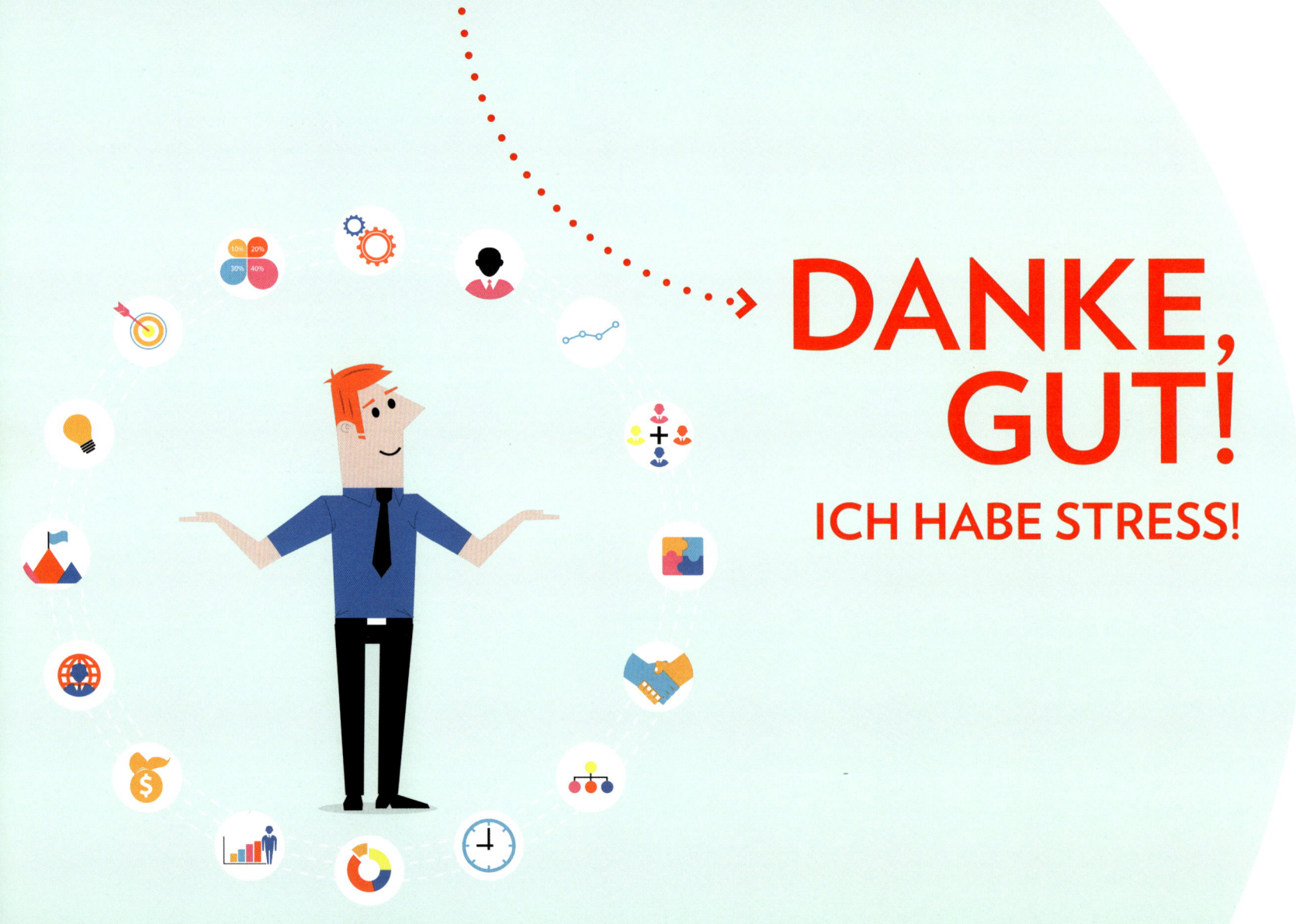

DANKE, GUT!

ICH HABE STRESS!

Früher lautete ja die Standardantwort auf die Frage, wie es denn so gehe, „Gut", oder „Danke der Nachfrage", oder „Ach, naja, die Kinder waren krank…", und dann hat man auch schon weggehört. Heute bekommt man stattdessen eine unendliche Aufzählung von Tätigkeiten präsentiert, immer gepaart mit dem Satz, „Oooh! Ich bin ja soooo im Stress! Habe heute schon 500 Patienten behandelt, Mann oh Mann, mit einer Hand… Dann sind wir neulich noch mit dem Mountainbike und dem Baby auf dem Rücken quer durch die Wüste Gobi geradelt. Und nebenbei schreibe ich noch für die pt. Mein Chefredakteur schickt mir nachts um fünf Uhr E-Mails. Booh du, echt stressig". Und dazu erscheint dann immer so ein Leuchten in den Augen. Wahnsinn!

Ja, ich mache mich hier gerade auch über mich selbst lustig. Aber nicht nur. Eigentlich mehr über andere … sagen wir mal so im Verhältnis von 20 zu 80 Prozent.

GLEICHZEITIG NOCH EIN BISSCHEN MUSIK? ABER TECHNO! ODER TV? ODER YOUTUBE? CONNECT! CONNECT! TAKE YOUR ADRENALIN WITH YOU! USE IT! OR YOU WILL BE USED.

Stress ist der neue Geheimtipp! Halt dich fit durch Action! Multitasking überall. Twitter beim Bäcker, Facebook beim Fitness, der in den Cross-Trainer eingebaute Monitor macht's möglich. Gleichzeitig noch ein bisschen Musik? Aber Techno! Oder TV? Oder YouTube? Connect! Connect! Take your adrenalin with you! Use it! Or you will be used.

Aber Stress ist ja gar nicht so schlimm, wenn er Spaß macht. Es gibt Dinge, die viel anstrengender sind. Kolleginnen, die mit vielen Worten wenig sagen. Oder nichts. Die ihre Hyperemotionalität und Organisationsschwäche, als Stress getarnt, wie eine Blase heißer Luft ganz schrecklich demonstrativ vor sich hertragen und als Engagement verkaufen wollen.

Oder Patienten, die nach einem langen, mit vielen „Schwierig, schwierig…"-Seufzern gespickten Vortrag meinerseits über ihr höchst diffiziles, weit fortgeschrittenes Krankheitsbild in Kombination mit den äußerst komplexen Strukturen der Fußwurzel fragen: „Aber Sie bekommen das doch wieder hin, oder?"

Oder Menschen, die meinen, ich sei ihr Frisör.

Oder Fachärzte, die mit einer Onkelattitüde signalisieren, dass sie mich für einen Deppen halten. „Ja, turnen Sie ruhig ein bisschen mit Frau Müller … kann ja nicht schaden." Wenn die wüssten, was man mit falschen Leibesübungen (um in ihrer Sprache zu bleiben) so anrichten kann. Das war jetzt natürlich alles ein bisschen übertrieben. Aber an manchen Tagen ist die Welt *genau so*!

Ja, früher war alles besser. Ich habe neben meiner Oma auf einer Bank unter einem Apfelbaum gesessen. Omi hat so vor sich hin gezittert. Parkinson. Aber ruhig war es, ein bisschen langweilig. Intuitiv habe ich damals wohl schon Facebook vermisst. Und diese Glosse natürlich …!

ES LEBE DER SPORT!

Seien wir ehrlich, so eine Fußballweltmeisterschaft ist vor allen Dingen … ungesund. Zumindest für die meisten Beteiligten (also die durchschnittlichen Zuschauer). Grillabende, jede Menge Bier und Kartoffelchips, vier Wochen lang, ohne Unterbrechung – das hält keine Figur aus! Um den Schaden für die physiotherapeutische Community so gering wie möglich zu halten, haben wir in der Redaktion ein effektives, situationsspezifisches Übungsprogramm entwickelt, das jederzeit in den WM-Alltag eingebaut werden kann:

1. Übung: »Die Spielerfrau«.

Kommt zur Anwendung, wenn Deutschland ein Tor schießt. Ausführung: Reißt die Arme zum Torjubel nach oben und lauft dabei fünf Runden um das Wohnzimmersofa. Ist das nicht möglich, dann hüpft stattdessen fünf Minuten lang fröhlich auf der Stelle. Wenn unsere Jungs in der ersten Halbzeit keinen Treffer erzielen, führt die Übung zusätzlich bei jeder Ecke durch.

Unterstützt Außenseitermannschaften (Iran, Bosnien-Herzegowina, Spanien), indem ihr alle Ballkontakte dieser Teams mit einer »Spielerfrau« würdigt.

2. Übung: »Der traditionelle Keeper«.

Ausführung: Stellt euch breitbeinig vor die Wohnzimmercouch. Geht dabei etwas in die Knie. Ganzkörperspannung von den

Kiefergelenken bis zu den Zehenflexoren, dreimal je fünfzehn Minuten lang halten. Presst dabei Sätze zwischen den Zähnen hervor, die für eine anregende, fußballorientierte Kommunikation sorgen, wie zum Beispiel:

a) »Flache Hierarchien sind was für Weicheier!«
b) »Ein Oliver Kahn hätte den gehalten!«
c) »Wer ist Jogi Löw?«.

Die Körperspannung kann bei Bedarf durch ein gleichzeitiges Hanteltraining verstärkt werden. In den Übungspausen dürfen schmissige Fangesänge abgesungen werden.

> Hängt keine Deutschlandfahnen aus dem Fenster, sondern schwenkt sie selbst! Public-Viewing-Nachbarn, die sich beschweren, dass sie dadurch keine freie Sicht mehr auf die Leinwand haben, könnt ihr dazu auffordern, über die Fahne zu hüpfen oder unter ihr hindurchzutauchen. (Argumentationshilfe: »Am Strand von Goa ist das gerade der Renner: Fähnli-Jumping-and-Diving! « Wird diese Info angezweifelt, dann ergänzt, dass ihr Physiotherapeuten seid und diese Übung den neuesten wissenschaftlichen Erkenntnissen entspricht; wird auch diese Aussage ignoriert, benutzt die Fahnenstange als Lanze.)

> Kauft einen Fußball und spielt in der Halbzeitpause selbst.

> Besorgt euch Bongos und unterstützt euer Team, indem ihr die gesamte Spielzeit durchtrommelt. Diese Übung wird zusätzlich für ein gutes Verhältnis zu den Nachbarn sorgen.

Wir wünschen eine bewegte und bewegende WM!

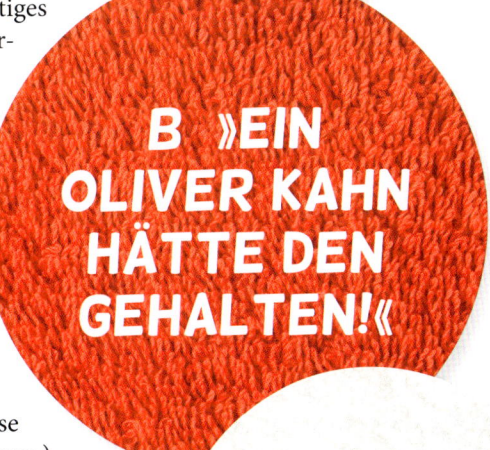

A »FLACHE HIERARCHIEN SIND WAS FÜR WEICHEIER!«

B »EIN OLIVER KAHN HÄTTE DEN GEHALTEN!«

C »WER IST JOGI LÖW?«

VÖLLIGE ENTSPANNUNG

Schon von Berufs wegen bin ich ja für Bewegung! Sie ist gesund, hält fit, macht Spaß – eigentlich … Neulich waren wir zu einem Wellness-Wochenende an der niederländischen Küste.

Man kennt das ja: den ganzen Tag am Meer rumlaufen, zwischendurch einen Kaffee trinken, den lieben Gott lieben Gott sein lassen, ein bisschen Wind um die Nase. Gutes Essen, viel Sonne; einen Tag verbringen, von dem Lou Reed und Jörg Stanko sagen würden:

such a perfect day.

Doch dann kam alles anders. Noch guter Dinge machten wir uns auf zu einer Wanderung durch eine weitläufige Dünenlandschaft. Vögel zwitscherten. Die Luft roch nach Salz. In der Ferne die Brandung. Von hinten kamen die ersten Mountainbike-Fahrer. Der Weg knirschte, er war mit Muschelkies bestreut. Lauthals diskutierten die Radfahrer über die Party vom Vorabend, wer wann wie viel Bier getrunken hatte und so weiter … Kaum waren die gut eingerüsteten Herren (Helme, Brillen, Handschuhe, Kettenhemden) vorbei, kam eine Gruppe von Reiterinnen direkt auf uns zu. Panisch hüpfte ich ins Buschwerk am Wegesrand, während gefühlte 50 Pferde an uns vorbeigaloppierten. Auch hier: Die stylish gekleideten Damen waren in diverse (laute) Gespräche vertieft, es wurde gelacht, gesungen und vereinzelt mit Pferdeäpfeln auf uns Wandersleute geworfen.

Zum Glück entdeckten wir eine wunderhübsche Allee, breit genug, um allem, was da kreucht und fleucht, ausreichend Raum zu geben.

Dort wurden wir von einem joggenden Rentnerclub überholt. Der Schweiß spritzte nur so von ihren roten Gesichtern,
und während von diversen digitalen Abspielgeräten rocki-
ger Motivationssound bis an meine Ohren drang (I'm on a
highway to hell...), ging ich im Geiste schon mal die üblichen Erste-Hilfe-Maßnahmen durch (von A wie Autismus
über K wie Karoshi – der plötzliche Erschöpfungstod – zu
W wie Wadenkrampf und Z wie Zappelphilipp).

Ganz wider Erwarten fiel keiner der rüstigen Rentner um.
Nur einer, der schon etwas schief lief, wurde um ein Haar von
einer walkenden Dame aufgespießt, beziehungsweise von ihrem Stock. Aber es war wohl nicht so schlimm, einige Stunden
später haben wir die beiden zusammen in einem Veganer-Imbiss
gesehen.

Ja, wo so viel los ist, vergisst man schon mal, was man eigentlich vorhatte...

In einigen staufreien Minuten habe ich mich dann
doch noch ganz auf meine Schritte konzentrieren
können, und auf die Atmung. Entspannung reinge-
lassen. Anspannung rausgelassen. Eigentlich ganz
schön, so ein Wellness-Wochenende. Aber vielleicht schwenke ich doch noch auf Adrenalinjunkie
um, das scheint mir einfacher zu sein. Und leichter
zu praktizieren.

Freitags raus aus dem Hamsterrad, am Wochenende rein
ins Fitnessrad. Soll ja gesund sein. Müsste man mal einen
Physiotherapeuten fragen...

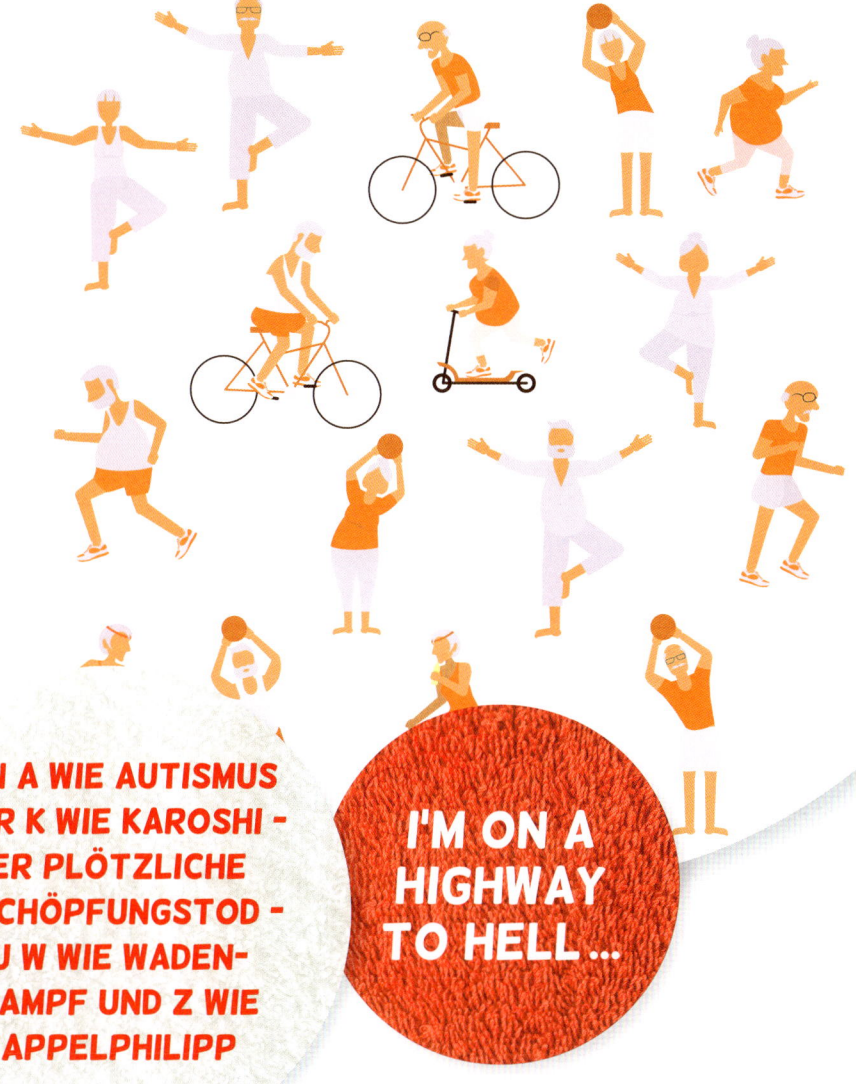

VON A WIE AUTISMUS
ÜBER K WIE KAROSHI –
DER PLÖTZLICHE
ERSCHÖPFUNGSTOD –
ZU W WIE WADEN-
KRAMPF UND Z WIE
ZAPPELPHILIPP

I'M ON A
HIGHWAY
TO HELL...

ICH

WÖRK-OUTE

WIEDER IM TRADITIONAL STYLE

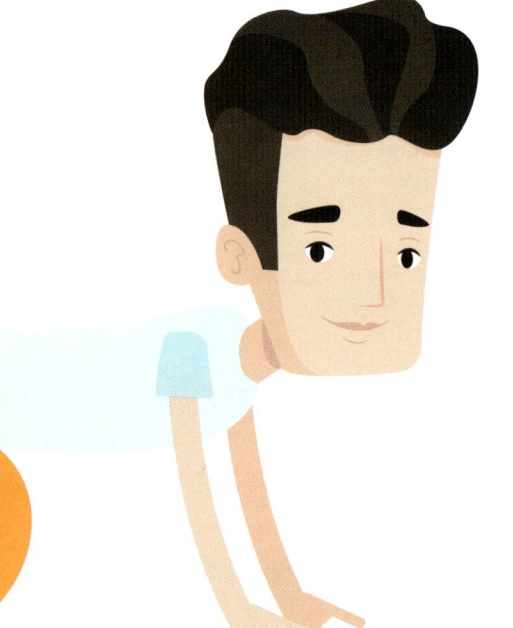

Gelegentlich überkommt mich so eine Laune: Dann meine ich, dass ich, wenn ich schon Physiotherapeut bin, auch wie einer aussehen müsste. Meistens geht diese Laune wieder vorüber. Auch als Schriftsteller meine ich manchmal, ich müsste meinen Vorbildern ähnlich sehen. Früher habe ich deshalb eine schlaue Hermann-Hesse-Brille getragen, danach eine Weile lang einen wilden Jonathan-Franzen-Bart, mittlerweile trage ich (unfreiwillig, aber mit Würde) die faltigmilden Züge Astrid Lindgrens.

Dazu, dachte ich, würde sich doch ganz gut so ein richtig durchtrainierter Body machen. Zunächst war ich beim Friseur: militärisch kurzer Fitness-Look. Das war einfach. Eine Fitness-Bibel bei einer nicht näher bezeichneten Internetbuchhandlung bestellt, ebenfalls einfach. Dann ging es los: viele Übungen, die mit Worten bezeichnet wurden, in denen Hip, Hop und Cross vorkamen.

Stolz zeigte ich einer Kollegin meine neueste Errungenschaft, den eingezogenen Waschbärbauch mit gefühlter Tendenz zum Sixpack. Sie beglückwünschte mich und bot mir an, sie doch mal zum Training zu begleiten: »So'ne Methode, bei der man alles ,so'n bisschen' trainiert.« Rumpf, Arme, Beine. »Cool«, sagte ich, »bin dabei!«

Einige Tage später betraten wir eine alte Industriehalle. In der Luft der Geruch von Schweiß. Testosteron-Atmosphäre. Wohlproporti-

NICE TO MEET YOU! ARE YOU READY FOR YOUR CHALLENGE?

onierte und -gedresste Mädels und Jungs liefen im Entengang an uns vorbei. Eine wilde Amazone mit Nasenpiercing und Tattoos auf den Armen gab mir einen kräftigen Händedruck, nachdem wir uns nach Art der Hauses begrüßt hatten (heftiger Ansprung mit beabsichtigtem gegenseitigen Sternumkontakt und daraus resultierender Rippenprellung).

»Nice to meet you! Are you ready for your challenge?« »Ich sag mal Ja«, sagte ich. Und dann ging es auch schon los. Zuerst musste ich mich an Turnerringen emporschwingen, danach hüpften wir 400 Mal auf eine Kiste rauf und wieder runter, dann bekam ich eine Hantelstange auf die Claviculae gelegt, mit – nicht wirklich nennenswerten – Gewichten daran. Zum Schluss warfen wir zum Spaß noch ein paar Traktorreifen durch die Gegend, nachdem wir vorher einige Stabhochsprünge auf ungefähr sechs Meter Höhe ausprobiert hatten.

In der nächsten Woche trifft sich die Gruppe zum Fallschirmsprung ohne Fallschirm.

Ich habe mich nach dieser Probestunde nun doch umorientiert: Bei mir wird jetzt wieder nach Klein-Vogelbach geturnt! Mein Pezzi-Ball lag noch irgendwo im Keller rum – schnell aufgepumpt und ab ging die Post: Schaukel, jeden Tag, mehrfach! Wenn mir mal nach Extravaganzen ist: Schere und Seeigel! Und danach einen Müsliriegel.

›WO IST NUR DIE MITTE?

Die meisten Menschen haben ja eher ein seltsames Verhältnis zu ihrem Körper ... Neulich war ich mal wieder im Fitnessstudio. Die Situation stellte sich (wie immer) ungefähr folgendermaßen dar: Im Cardio-Bereich versuchten etwa 20 Frauen unterschiedlichen Alters auf Crosstrainern ihrer Bikinifigur entgegenzulaufen. Dazwischen ein einziger Mann: ich. Atmosphäre: ernst. Im Kraftbereich hingegen tummelten sich viele (knubbelige) Kerle, die ein mehr bauch-, bizeps- und pectoralisorientiertes Training absolvierten.

Atmosphäre: sehr ernst.

Dort, wo eher funktionell trainiert wird, schwangen einige stirnbandtragende Herren Kettlebells und eine engagierte Klientin wurde von einem ebenso engagierten Personal Trainer zum Boxen animiert. Atmosphäre: schon fast heiliger Ernst. In einer Halle, in der Kurse stattfinden, hüpften derweil weitere 30 Frauen auf kleinen Treppchen rauf und wieder runter und wurden dabei von einer amazonenhaften, sehr muskulösen Dame per Headsetmikro lauthals, nun, sagen wir mal, »motiviert«. Atmosphäre: todernst.

Dann kam die Invasion: Ein Rudel 16-jähriger Mädels und Jungs, ungefähr in der Stärke zweier Klassen – was im Ruhrgebiet Pi mal Daumen 80 Kids ausmachen müsste –, stürmte das Studio. Es wurde auf Trampolinen herumgesprungen, Bälle flogen durch die Luft, Geräte wurden ausprobiert, es schnatterte überall. Die Mädchen quietschten, die Jungs brummten. Und was sie in die Bude brachten, war, man höre und staune: Bewegung. Oder besser noch: Spaß an Bewegung! Eine junge Dame, die ich ansprach, erklärte mir flugs, die Gruppe mache den Fitness-Führerschein, sie seien alle in der zehnten Klasse und es sei »mega«.

Ja, dachte ich, das ist genau das, was so vielen Menschen fehlt: Freude an der Bewegung. All die super-hyper-ultra-spezialisierten Therapien, die wir bei vielen hochkomplexen medizinischen Fragestellungen (zum Glück) anbieten können, sind nur die eine Seite unseres Jobs. Ich glaube aber, es wäre noch deutlich mehr gewonnen, wenn wir unseren Patienten *Bewegungsfreude* vermitteln könnten.

Bewegung sollte Spaß und Genuss sein!

Hat schon mal jemand einen griesgrämigen Schimpansen gesehen, der sich missmutig von Ast zu Ast schwingt? Oder eine Antilope sagen hören: »Och, heute springe ich mal nur halb so hoch, ich will mich ein bisschen schonen. War so spät gestern Abend … und ich habe noch so viel zu tun.«

Der Psychotherapeut Bernd Hellinger hat mal geschrieben: »Die Mitte fühlt sich leicht an.« Klingt, als könnte es sich lohnen, sie zu suchen. Mit fröhlichen Crunches, glücklichen Dehnungen, freudvollem Walking und … was auch immer, Hauptsache, ihr fühlt euch gut und lebendig dabei!

ES WURDE AUF TRAMPOLINEN HERUMGESPRUNGEN, BÄLLE FLOGEN DURCH DIE LUFT, GERÄTE WURDEN AUSPROBIERT, ES SCHNATTERTE ÜBERALL.

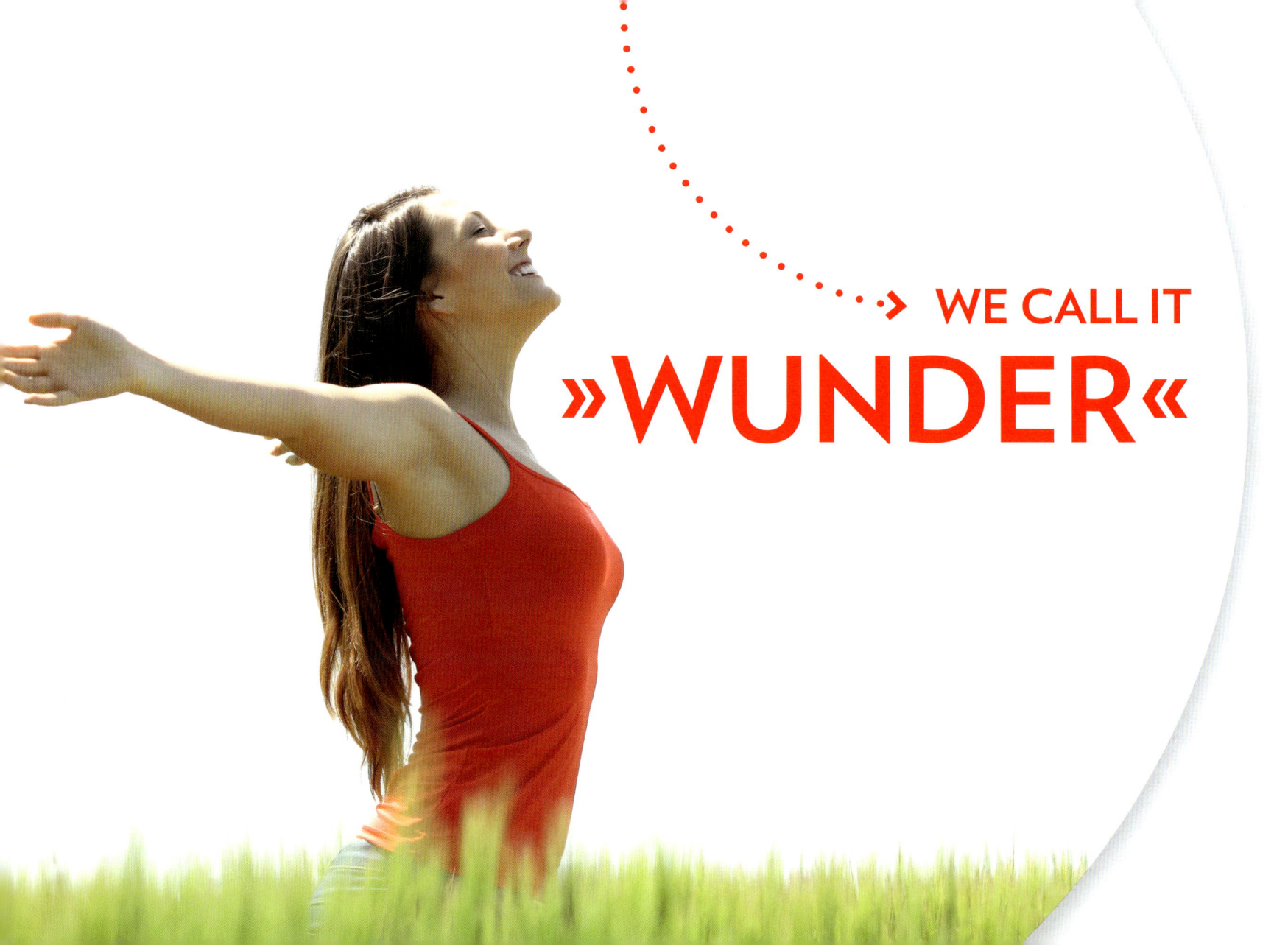

WE CALL IT
»WUNDER«

Es gibt so Tage, an denen lehnt man sich entspannt zurück, genießt die Sonnenstrahlen im Gesicht, erfreut sich am Sein, am Vogelgezwitscher und einer guten Tasse Kaffee … und plötzlich fällt einem ein: Ach du Schreck, du brauchst ja noch einen Glossentext für die pt! Das führt dann dazu, dass man nach Inspiration sucht. Unter dem Sofa, im Kühlschrank, im nächstgelegenen Park. Fehlanzeige. Die Dame gehört zu dieser Spezies, die man generell nirgends antrifft, wenn man sie sucht.

Nach einem Gespräch mit meinem Nachbarn (»Schreib doch was über Bewegung, ist doch für Physiotherapeuten«) war ich dann leicht verärgert.

So ein blöder Vorschlag: Bewegung.

Ein hochkomplexes Thema. Das kann auch nur jemandem einfallen, der sich noch nie wirklich damit beschäftigt hat.

Wie viele Stunden meines Lebens habe ich wohl schon über Bewegung nachgedacht? Bin zu immer neuen Erkenntnissen gelangt, habe andere verworfen, habe mir in Selbstversuchen Zerrungen und Muskelkater zugezogen (und eine Rippenprellung). Letztendlich bleibt sie doch immer auch rätselhaft. Wir erforschen, inspizieren und palpieren Muskeln, Knochen und neuerdings Faszien; wir analysieren Bewegungsabläufe und erfinden stetig neue Maschinen, an denen wir noch besser und wirkungsvoller trainieren können. Aber dringen wir bis zum Kern der Sache vor?

Wenn du durch den Wald läufst – Wind in den Haaren, Bewegung in den Blättern, unter deinen Füßen, in deinen Füßen, durch deine Füße. Bewegung, wohin man schaut oder geht (!). Ein universales Prinzip. Eher was für Philosophen. Aber noch keiner von ihnen ist auf einen Gedanken gekommen wie: »Ich stretche mich, also bin ich«, oder: »Ich bin nach siebeneinhalb Liegestützen ausgerutscht und auf die Nase gefallen, also existiere ich wohl.« Das muss wieder Herr Stanko übernehmen. Ich bin versucht, diesen Satz zu Papier zu bringen: Leben ist Bewegung. Stimmt das? Das Leben *ist* in Bewegung, klar, ständig, immer mehr und immer schneller. Aber ist Bewegung Leben?

Gäbe es uns, wenn Eva zu Adam gesagt hätte: »Ach nö, bleib mal sitzen. Äpfel, nee, die schmecken doch gar nicht«, oder Frau Höhlenmensch zu Herrn Höhlenmensch: »Duuu, lass doch das Mammut laufen, wir essen heute vegan …«

Egal wie weit man in der Zeit zurückschaut, die Bewegung war schon da. Und wir sind nun am Ende des Heftes und dieses Textes angelangt. Sind wir schlauer geworden? Nein? Dann würde ich jetzt einfach ein wenig Gymnastik vorschlagen, eine Joggingrunde, Faszien-Fitness oder Kettlebell-Training, denn wie ein altbewährtes Prinzip besagt: Es gibt nichts Gutes, außer man tut es. So ist's wohl auch mit der Bewegung – let's do it!

DUUU, LASS DOCH DAS MAMMUT LAUFEN, WIR ESSEN HEUTE VEGAN

DER TRAUM VOM FLIEGEN

Der Mythologie nach war es ein Klumpen Lehm, den der liebe Gott nahm und ein Männlein daraus formte. Aus dem wiederum nahm er eine Rippe, so ungefähr jedenfalls, und fertig war das erste Paar der Menschheitsgeschichte … und wir hatten einen Körper.

Damit fing das ganze Dilemma (aus dem letztendlich auch unser Verdienst entsteht) an.

Ich habe gerade ein Video auf YouTube gesehen: Tänzer und Tänzerinnen eines Balletts machen wundervolle Bewegungen, im Hintergrund hört man »I believe I can fly, I believe I can touch the sky«. Sie springen nahezu schwerelos, drehen Pirouetten und man glaubt es ihnen: Eigentlich sind wir unsterblich. Der Körper ist nur eine beseelte Hülle, alles ist möglich. Eleganz. Freiheit. Mühelose, unendlich grazile und perfekte Bewegung.

Nächste Szene: Ein kleiner, unscheinbar und schüchtern wirkender Junge mit gut sitzender Frisur dribbelt sich durch die gesamte Abwehr des FC Bayern München, so als wären seine Gegner gar nicht vorhanden. Man möchte in ihn hineinschauen (er heißt übrigens Messi) – wie nimmt er wohl die Welt wahr? Ich vermute, er sieht perfekte Algorithmen vor sich und hat Visionen, in denen Winkel und Kurven vorkommen, sein müheloser Tanz, ein Ball und ein Tor, sonst nichts. Er registriert weder Gegner noch Zuschauer, er huldigt der Bewegung. Er *ist* Bewegung.

Da ist er wieder, der Traum, den wir alle träumen (zumindest vermute ich das): Wir glauben an die perfekte Bewegung, an den perfekten Moment, den Moment der Einheit zwischen Körper und, nun ja, dem Rest, der auch nicht unerheblich ist – Welt, Seele, Geist. Diesen Moment feiern wir, er begeistert uns, er erhebt uns aus dem Einerlei der alltäglichen Geschwätzigkeit.

Warum schreibe ich das? Weil wir dieses Ideal brauchen und weil es uns trotzdem täglich aufs Neue irritiert und verführt. Wir sind immer auf der Suche nach der noch besseren Therapie, und das ist gut so.

Gleichzeitig gibt es aber auch genau das Gegenteil: die Hilflosigkeit, den Moment, nichts ausrichten zu können. Wer einmal diese Blicke von Schlaganfall-Patienten gesehen hat, die völlig fassungslos darüber sind, dass sie plötzlich im Rollstuhl sitzen und sich nicht mehr bewegen können – vielleicht noch begleitet von aphasischem, unverständlichem Gebrummel –, wird sie nicht mehr vergessen. Das Bild von der Perfektion des Körpers ist trügerisch; wir können jederzeit aus ihm herausfallen. Deshalb sollten wir das Lied von der Vollkommenheit vielleicht etwas leiser und behutsamer singen. Es gibt zwar Nurejews und Bolts, aber wesentlich mehr Lieschen Müllers. Nicht jeder kann fliegen, auch wenn es schön wäre!

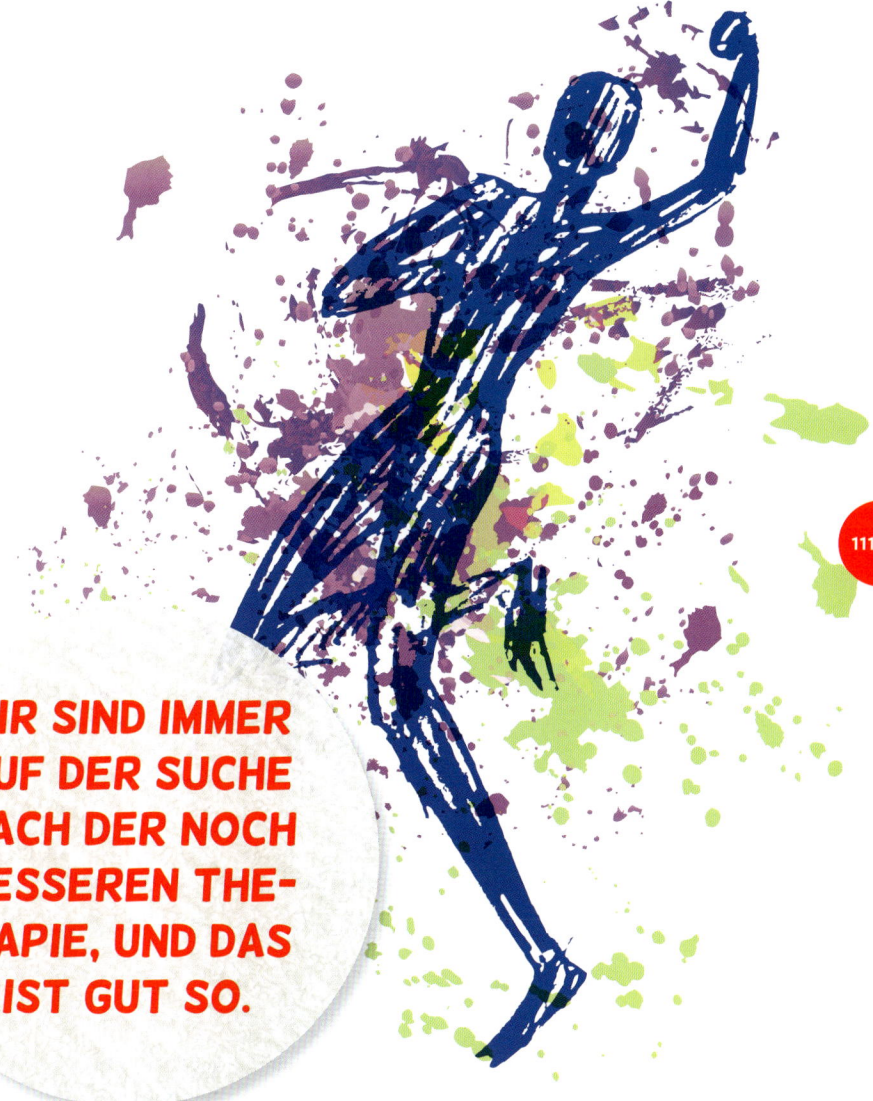

WIR SIND IMMER AUF DER SUCHE NACH DER NOCH BESSEREN THERAPIE, UND DAS IST GUT SO.

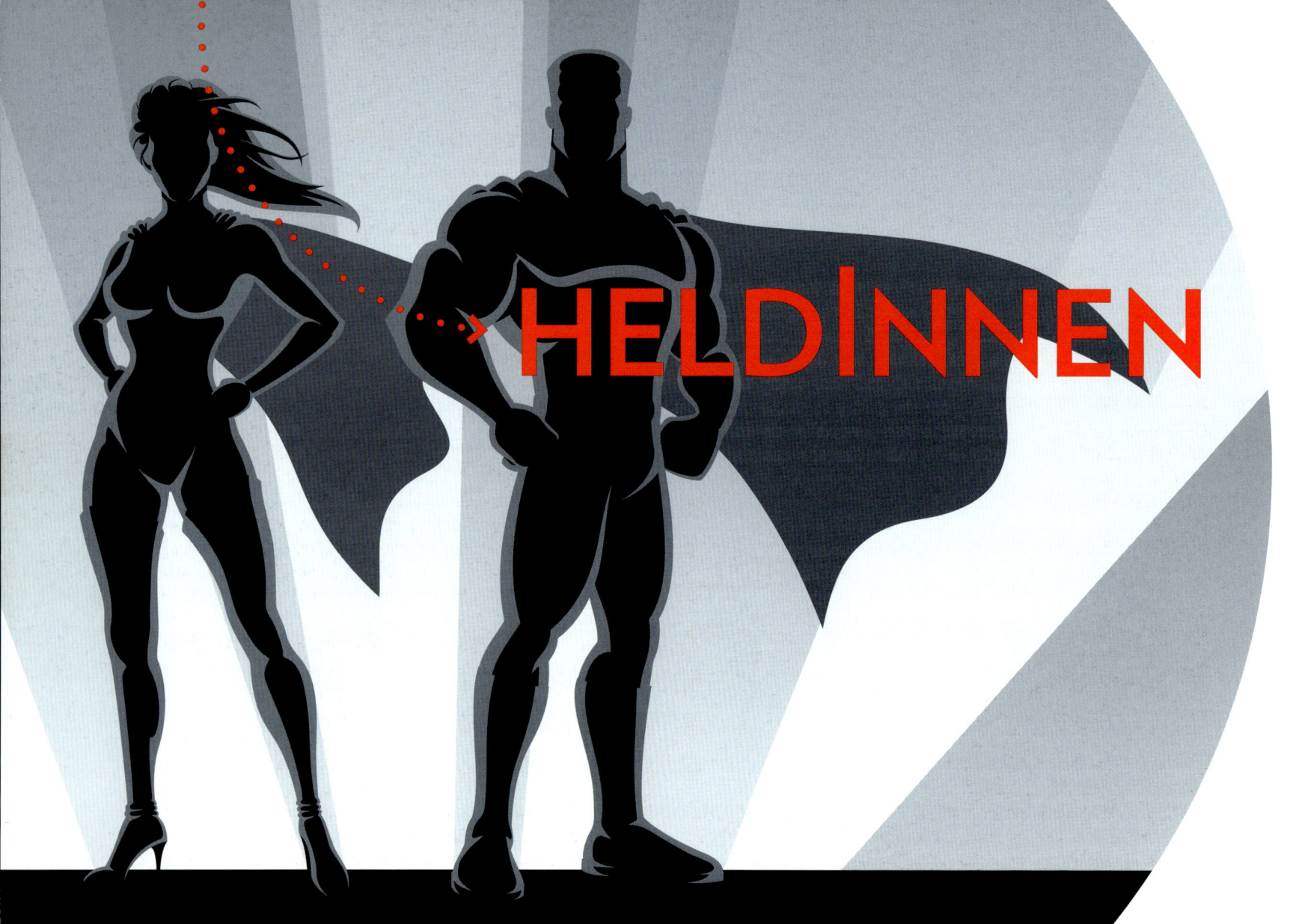

MÄNNER SIND HELDEN. AUCH WENN SIE KEINE HELDEN SIND.

Auf vielfachen Wunsch: eine »Gender-Glosse«. In keiner Zeit wurde wohl so viel über die Unterschiede und Gemeinsamkeiten zwischen den Geschlechtern diskutiert wie heute. Früher, so in den 1970er-Jahren, wurden wir plötzlich alle gleich (-berechtigt). Zu Recht! Denn vorher gab es Arbeitsteilungen, die vielen nicht gefielen. Dann, so in den 1990ern, erschienen ganz viele schlaue Bücher über die Unterschiede zwischen den Geschlechtern. Dort wurde beispielsweise erklärt, warum Männer, die in den Kühlschrank schauen, die Butter nicht finden (der männliche Blick ist evolutionsbedingt immer noch darauf trainiert, die noch zu erlegende Nahrung am Horizont zu sichten) oder Frauen nicht einparken können (sie haben sich immer ums Höhlenfeuer gekümmert, hatten also seit der Steinzeit nur wenig Zeit für Fahrstunden …).

Als Mann und Physiotherapeut mit einem (jeweils) großen Erfahrungsschatz würde ich im Namen der Gleichberechtigung Medizin und Gesellschaft zur Erforschung folgenden Themas raten:

Heldenmythen.

Männer sind Helden. Auch wenn sie keine Helden sind. Durch fragwürdige Vorbilder (Ben Cartwright, Rambo, Captain Kirk) sind Männer darauf trainiert, Stärke zeigen zu müssen. Auf die Frage, ob sie Sport treiben, gaben 98 Prozent meiner männlichen Patienten in einem Unfallkrankenhaus an, sie würden regelmäßig ein Fitnessstudio besuchen – aber nur ungefähr 0,2 Prozent sahen auch so aus.

Außerdem haben Männer keine Schmerzen. Außer, wenn sie wirklich Schmerzen haben. Dann können sie sehr wehleidig werden, was von Frauen meistens nicht so verstanden wird. Der Mann, der sonst ein Held ist, wünscht sich beispielsweise bei Männerschnupfen nichts Einfacheres als ein freundliches Wort einer Frau und ein warmes Süppchen, Zuwendung und ein gutes Actionvideo. Solange er in der Physiotherapie nicht ordentlich MTT-mäßig zulangen kann, möchte er gerne verständnisvoll und warmherzig getröstet werden.

Das wollen Frauen natürlich gar nicht. Über viele Berufsjahre hinweg habe ich gefühlt einen harten Kern von ungefähr 19,9 Prozent meiner Patientinnen davon überzeugen können, dass aktive Therapie besser ist als ein ganzheitliches, passives Wellness- oder Therapieprogramm. »Ach, Herr Stanko, können Sie heute nicht noch mal …?« stand immer hoch im Kurs. Da muss man als männlicher Therapeut und Held (»Ich kriege immer alle Beschwerden meiner Patienten weg, sofort!«) schon mal sanft werden, alte Vorbilder zur Seite legen und sagen: »Nö, heute sind Sie mal dran – oder haben Sie etwa einen Männerschnupfen? Ach, und schon gesehen: Frau Pilcher ist auch schon auf der Trainingsfläche.«

UNPERFEKT
IST DAS BESSERE
PERFEKT

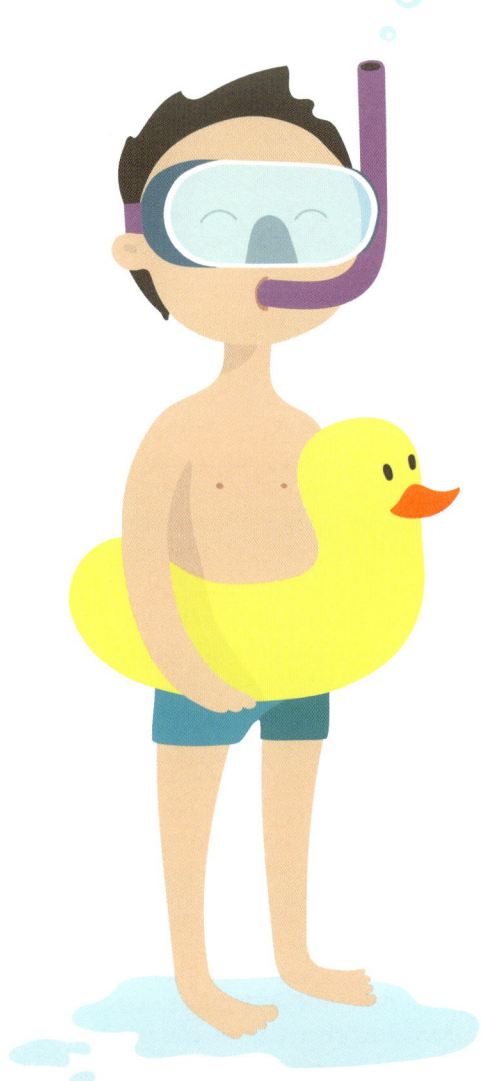

ICH BIN ABER GANZ UNSPORTLICH. IST DAS SCHLIMM?

Neulich bei einem Schwimmbadbesuch konnte ich einen Großvater und seinen Enkel beobachten. Der ältere Herr zeigte alle Symptome einer gesteigerten und schon länger anhaltenden Gereiztheit. An einer Wand hing ein dicker Schlauch für Kneippsche Anwendungen. Der kleine Junge, vielleicht fünf Jahre alt, griff danach, sein Opa mahnte zur Vorsicht: »Pass auf, da kommt kaltes Wasser raus!« Aus dem Schlauch tropfte es, der Kleine hielt seinen Fuß darunter, zuckte zusammen, als er einen Tropfen abbekam, und zog schnell den Fuß wieder weg. »Wofür ist das, Opa?«, fragte er.

»Zur Abhärtung«, war die knappe Antwort.

Der Opa war ein athletischer Senior mit einem adretten, militärisch anmutenden Kurzhaarschnitt, der sicher schon die letzten 50 Jahre an seiner Abhärtung gearbeitet hatte. Sein Enkel war eher ein wenig pummelig. Tapfer hielt er seinen Fuß unter den tropfenden Schlauch und rief: »Guck mal, Opa, ich bin abgehärtet!« Sein Opa schnaufte. Wahrscheinlich hatte er in den letzten Stunden erfolglos versucht, den Jungen zu einem ihm gefälligen Maß an Bewegung und Sportlichkeit zu puschen. Der Kleine ließ Schultern und Schwimmflügel hängen. Vergeblich wartete er auf einen positiven Support. Er tat mir leid. Kurz verlockte mich der Gedanke, aus dem Whirlpool zu steigen und dem sehnigen Großväterchen einen flotten spontanen Vollguss zu verpassen. Aber so was tut man ja nicht.

Stattdessen führte ich einen inneren Dialog darüber, wie viel Mühe das Bewegungsfreunde-Reintegrationsprogramm dieses jungen Mannes wohl kosten würde. Vor meinem geistigen Auge sah ich all die unsportlichen kleinen Patienten, die mir in den letzten 20 Jahren begegnet sind: Kids ohne Körpergefühl, Außenseiter im Sportunterricht, die bei der Wahl von Mannschaften stets Letzter sind. Das sind die Kinder, die unsere Unterstützung und unser Mitgefühl brauchen! Sonst sind sie mit hoher Wahrscheinlichkeit die zukünftigen Langzeitpatienten. Die, die mit ängstlicher Stimme zu ihrem Physiotherapeuten sagen, so, als würden sie im Beichtstuhl sitzen: »Ich bin aber ganz unsportlich. Ist das schlimm?«

Ja, in solchen Situationen kann es sogar vorteilhaft sein, einen Waschbärbauch zu haben. Das Entsetzen weicht aus dem Gesicht der Patienten, sobald man den Raum betritt. Da kommt kein Zlatan Ibrahimovic um die Ecke, sondern ein Jörg Stanko, der wie 80 Prozent seiner Mitgenossen auch nur den Bauch einzieht.

Aber der hat Spaß an Bewegung, das merkt man!

Das strahlt er mit allen Faszienfasern aus – auch den unelastischen. Wir kriegen das schon hin, sagt diese Ausstrahlung. Ich hoffe, ich kann sie mir bewahren, wenn wir demnächst wieder auf der FIBO sind.

TIME TO SAY GOODBYE

Nein, das hier ist nicht das Ende der Welt, nur das Ende des Buches. Wissen wir doch, dass jedem Ende stets ein neuer Anfang innewohnt (oder so ähnlich). Die nächsten fünfzig Glossen sind schon halb geschrieben, in drei bis vier Jahren gibt es wieder ein Buch – also, noch fünfmal schlafen, dann ist es schon fast so weit.

„Der König ist tot, es lebe der König" heißt auf „Physiotherapeutisch": Eine Baustelle ist beseitigt, aber wir haben mindestens drei neue gefunden. In Patientensprache übersetzt: „Sie wissen noch gar nicht, wie groß und vielfältig Ihr Problem ist, aber Sie können beruhigt sein, WIR bekommen das wieder hin." Der Stoff für neue Texte wird mir so schnell nicht ausgehen.

Wenn die letzte Seite eines Buches beschrieben wird, ist es immer auch an der Zeit, Rückschau zu halten. Beim Raussuchen der Texte sind mir einige in die Finger gefallen, die ich selbst ganz vergessen hatte, andere waren mir noch gut in Erinnerung. Zu fast jeder Geschichte gibt es eine „Geschichte", die ich selbst erlebt habe und die entsprechend literarisch verfremdet wurde. So sind die Glossen letztendlich auch ein Ergebnis vieler Begegnungen.

Deshalb werde ich – in guter alter Fußballertradition – hier noch mal betonen, dass ein Spieler immer ein Teil des Teams ist. Der Glossenschreiber braucht die Unterstützung der Redaktion und des Verlags. Hiermit also meinen herzlichsten Dank an die Kolleginnen der pt-Redaktion, den Pflaum Verlag und das Team von Fischfell.

Einen Dank auch an all meine Patientinnen und Patienten, die ich in einem Zeitraum von über zwanzig Jahren behandeln, betreuen, coachen durfte. An die Kolleginnen und Kollegen „an den Behandlungsbänken", die (nicht immer ganz freiwillig) die Ideen zu vielen Texten lieferten. An die aufmerksamen Leserinnen und Leser, die sich mit der Bitte „Schreib doch mal was über ..." an mich wandten oder von eigenen Erlebnissen berichteten und mir ihre Geschichten zur Weiterverarbeitung geschenkt haben. Ohne Sie und/oder euch wäre dieses Buch ebenfalls nie entstanden.

Last, but not least ein dickes Danke an meinen Sohn, der mit den Glossen gewachsen ist, mir mittlerweile auf den Kopf spucken könnte und mir so ziemlich alle Freiheiten in der Gestaltung meines „literarischen Sohnes" gelassen hat. Und natürlich an meine Partnerin, die mich mit den Worten „Darüber schreibst du jetzt aber keine Glosse!" (glücklicherweise) auch von dem ein oder anderen Text abgehalten hat. Unsere Beziehung hat davon profitiert. Wir sind trotz des Hula-Hoop-Textes noch immer zusammen. Der Rest meiner Verwandtschaft redet noch mit mir. Somit: alles in Butter. Wir lesen uns.

Mit den besten Grüßen, Jörg Stanko

DER AUTOR

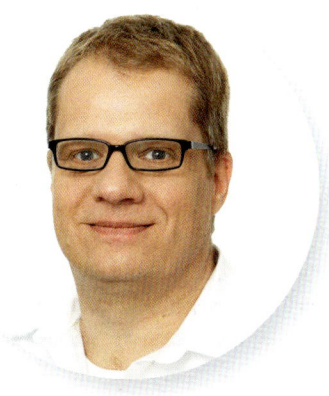

Jörg Stanko

1989 bis 1991 Physiotherapie-Ausbildung in Detmold, danach Anerkennungsjahr an der Universitätsklinik Bochum Bergmannsheil. Viele Fortbildungen, unter anderem in Osteopathie, Manueller Therapie, APM nach Penzel, Manueller Lymphdrainage. Beschäftigung mit Yoga und Feldenkrais. Bis 2013 als Physiotherapeut in einem Querschnittzentrum, verschiedenen Praxen und Krankenhäusern tätig.

Seit 2004 Veröffentlichung von Kinderbüchern, Romanen und Krimis. „Flieg Hilde, flieg!" – ein Kinderbuch zum Thema Tod – wurde positiv von der Deutschen Krebshilfe und von 3sat besprochen. Die Romane „Männer mit kalten Füßen" und „GlücksSommer" haben ein großes Publikum erfreut. Seit 2015 erscheint die Ruhrgebietskrimireihe „KRIMMINI RUHR", die Stanko zusammen mit dem Kollegen Arnd Rüskamp schreibt. Zum Konzept gehören viele unterhaltsame regionale und überregionale Lesungen und Auftritte. Erholung sucht Stanko beim Verfassen seiner Kolumne für die Zeitschrift „Licht" und beim Fußballspielen mit seinem Sohn. Er gibt Workshops für kreatives Schreiben, betriebliche Gesundheitsförderung und Männergesundheit.

Seit 2014 ist Jörg Stanko freier Autor und Redakteur der pt Zeitschrift für Physiotherapeuten. Neben seiner Glosse „…und wieder locker lassen!" ist er vielen Leserinnen und Lesern durch sein Interviewformat „Stankos Sprechstunde" bekannt. Hier schließt sich der Kreis – denn, so Stanko in einem Interview:

„Sowohl in der Physiotherapie als auch beim Schreiben geht es letztendlich um Kommunikation. Und viele große Themen der Literatur können wir im physiotherapeutischen Alltag wiederfinden: Schmerz und die Überwindung von Schmerzen; die Erfahrung der eigenen Grenzen; Hilflosigkeit, Hoffnung; die Erweiterung der eigenen Möglichkeiten."

118

Alle Bilder von shutterstock.com: